Hans-Jürgen Leonhardt
Kurt Mühler

Rückfallprävention für
Chronisch Mehrfachgeschädigte Abhängigkeitskranke

W0065977

Hans-Jürgen Leonhardt
Kurt Mühler

Rückfallprävention für Chronisch Mehrfachgeschädigte Abhängigkeitskranke

Möglichkeiten und Grenzen therapeutischer
Beeinflussung kognitiv-emotionaler Ressourcen

Für Ute und Franz

Deutsche Bibliothek – CIP-Einheitsaufnahme
Ein Titeldatensatz für diese Publikation ist bei der
Deutschen Bibliothek erhältlich.

© 2010 Lambertus-Verlag, Freiburg im Breisgau
www.lambertus.de
Umschlaggestaltung: Nathalie Kupfermann, Bollschweil
Herstellung: Rombach Druck- und Verlagshaus GmbH & Co KG, Freiburg
ISBN 978-3-7841-2012-6

Inhalt

VORBEMERKUNG ZUR IDEE DIESES BUCHES

Rückfallprävention für CMA verdient eine gesonderte Beachtung. Wie wir versucht haben nachzuweisen (Leonhardt/Mühler 2006), ist diese Gruppe von Alkohol- und Medikamentenabhängigen besonders nachhaltig psychisch und somatisch geschädigt, so dass verbreitete generelle Therapieziele, wie zum Beispiel die Rückgewinnung von arbeitsmarktrelevanten Fähigkeiten, für CMA ausgeschlossen sind. Das hat unserer Meinung nach auch Folgen für Maßnahmen der Rückfallprävention und die Bewertung von Therapieerfolgen dieser Abhängigengruppe.

Der Ausgangspunkt unserer Arbeit orientiert sich an folgenden Aspekten der Rückfallprävention:

Einerseits muss erfolgreiche Therapie zur dauerhaften Abstinenz befähigen, andererseits wird aber erst mit neuesten Forschungen die Schwere einer solchen Forderung deutlich. Mit diesem Buch soll deshalb zum einen die Forderung dauerhafter Abstinenz für therapierte Alkohol- und Medikamentenabhängige nicht relativiert werden. Zum anderen wollen wir aber einen Nachweis dafür erbringen, dass zumindest für CMA die Abstinenzforderung nur unter bestimmten Bedingungen überhaupt realistisch ist. Damit ist nicht gemeint, wir würden darauf eingehen, ob die Abstinenzforderung zumutbar ist. Unserer Auffassung nach muss sie bestehen bleiben. Alles andere würde die Sinnhaftigkeit von Therapie als Lebenshilfe und Rückeroberung von zumindest partieller Eigenständigkeit in der Lebensführung in Frage stellen. Allerdings meinen wir, dass die dauerhafte Einhaltung der Abstinenz nicht vom Betroffenen allein geleistet werden kann.

Die Besonderheit sozialer Reintegration von CMA
Folgende Sachverhalte sind unserer Auffassung nach im Rahmen der Rückfallprävention von CMA zu berücksichtigen:

Erstens ist der Umfang und das Tempo der sozialen Reintegration nach der Therapie von ausschlaggebender Bedeutung. Dabei spielt auch eine Rolle, welchen Grad die Desintegration vor der Therapie erreicht hatte. Soziale Integration ist aber nicht bereits das Medium der Rückfallprävention schlechthin, sondern an deren Wirksamkeit ist das Vorhandensein sozialer Anreize zur Abstinenz und zur Generierung von Potentialen des Aufbaus eines positiven Selbstbewusstseins gebunden. Bei CMA – und dies sei vorweg betont

– ist von einem hohen Grad an sozialer Desintegration auszugehen sowie von eingeschränkten Ressourcen der Rückgewinnung sozialer Integration. Unter Berücksichtigung des eben Festgestellten geht es aber nicht um soziale Reintegration schlechthin, sondern um deren abstinenzunterstützende Wirkung. Darauf, dass dies für CMA eine besondere Schwierigkeit darstellt, werden wir ausführlich eingehen.

Zweitens müssen Forschungsergebnisse der Neuropsychologie Beachtung finden, welche die Annahme nahelegen, dass Therapie, im Falle von echter Abhängigkeit[1], auch nicht annähernd einen psychischen Zustand wie vor der Abhängigkeit erzielen kann. Vielmehr sind die psychischen Spuren der Abhängigkeit selbst, damit sind nicht die psychischen Folgen der Abhängigkeit wie Morbus Korsakow oder Demenz gemeint, stabil, das heißt, sie können nicht beseitigt werden. Das Suchtgedächtnis bleibt auch nach erfolgreicher Therapie, das heißt, zum Beispiel langjähriger Abstinenz, im mehr oder weniger vollen Umfang bestehen.

Außenwohngruppen als erstes Mittel für die Rückfallprävention
Unsere Ausgangsposition im Hinblick auf Rückfallprävention besteht deshalb darin, dass CMA unter Berücksichtigung beider Aspekte unter den therapierten Abhängigkeitskranken eine besonders schlechte Ausgangsposition für die dauerhafte Einhaltung von Abstinenz aufweisen. Deshalb hat diese Arbeit zwei Zielstellungen: Erstens einen Nachweis dafür zu erbringen, dass Langzeittherapie nur in sehr kleinen Schritten die psychische Selbststeuerung erhöhen kann und Entlassung nach der Therapie auch bei Vorhandensein einer gewissen sozialen Integration ein enormes, das heißt über dem Durchschnitt der Therapierten liegendes Rückfallrisiko enthält. Zweitens wollen wir eine Möglichkeit aufzeigen, die unserer Meinung nach derzeit die wirksamste Form der Rückfallprävention nach der Langzeittherapie darstellt: die Außenwohngruppe. Unsere Begründung der Bedeutung von Außenwohngruppen basiert gerade auf diesen neueren Forschungsergebnissen und der damit einhergehenden Aufwertung von dauerhafter Abstinenz für die Rückfallprävention von CMA. Damit wollen wir keineswegs die Bedeutung ambulant betreuten Wohnens in Frage stellen. Uns geht es darum herauszustellen, dass zum Beispiel die Entscheidung Außenwohngruppe oder ambulant betreutes Wohnen für CMA einer von anderen Abhängigen gesonderten Betrachtung und Bewertung bedarf.

Das Gleiche gilt auch für einen weiteren Sachverhalt, der in der Diskussion zwischen medizinischen, therapeutischen Einrichtungen und den Kostenträ-

---

[1] Als Unterscheidung zwischen Vieltrinkern und Abhängigen.

8

gern eine bedeutsame Rolle spielt: das Therapieziel eines in gewissen Grenzen erfolgenden Wiedereintritts in den Arbeitsmarkt.

Zurück in den Arbeitsmarkt?
Einige Bemerkungen zu dieser mitunter kontrovers diskutierten Fragestellung. Zweifellos sollte Therapie generell dieses Ziel haben. Die Frage aber ist, ob es auch für CMA gilt. Die Geschichte der Begrifflichkeit „CMA" und die Auseinandersetzungen um eine Definition waren getragen von der Intention, auf eine Gruppe von extrem hoher Abhängigkeit und Schädigung infolge des Alkoholmissbrauchs aufmerksam zu machen. Das bedeutet in erster Linie, dass es zu „durchschnittlichen" Abhängigen beziehungsweise Vieltrinkern nicht lediglich einen quantitativen, sondern einen qualitativen, grundsätzlichen Unterschied in der Bestimmung des Abhängigenstatus gibt. Dabei geht es um zwei Momente: Zum einen sollte beachtet werden, dass die Abhängigkeit bei CMA chronifiziert ist. Mit anderen Worten, CMA bleiben abhängig, auch nach der Therapie. Wenn also Therapieerfolge gesichert werden sollen, dann muss Abstinenz gehalten werden. Das kann kein CMA allein für sich leisten. Diese Zusammenhänge hatten wir im vorangegangenen Abschnitt kurz erläutert. Rückfallprävention für CMA heißt deshalb eben auch, dass, in welcher Weise auch immer, soziale Kontrolle zur Sicherung der Abstinenz organisiert werden muss. Das bedeutet eben auch, dass ein Agieren auf dem Arbeitsmarkt ein erhebliches Rückfallpotential aktivieren würde. Zum anderen unterliegt der Grad physischer und psychischer Schädigung ebenfalls der Chronifizierung. Daran ändert sich auch nichts, wenn der individuelle Umfang der Schädigung zwischen CMA variiert, also manche CMA „fitter" sind als andere. Der Umfang der Grundschädigung qualifiziert sie ebenfalls als eine spezifische Abhängigengruppe. Damit wird eine Begrenzung der Therapieziele augenfällig.

Etwas ganz anderes stellt die Diagnostizierung des Abhängigenstatus CMA dar. Lange Zeit galt ein Patient im Auge des diagnostizierenden Arztes als CMA. Das ist auch heute weitgehend noch so. Nun gibt es aber eine Definition und theoretische Auffassung über CMA, welche als ein Kriterium dazu dienen können, auch Diagnostik zu beurteilen. Dabei geht es speziell um die Genesung von CMA. Der Begriff des CMA verliert seinen medizinischen und therapeutischen Wert und letztlich seinen Sinn, wenn potentiell auch für CMA in Aussicht steht, mehr oder weniger medizinisch und sozial rehabilitiert werden zu können. Die im Einzelfall gelingende Rehabilitation und der Wiedereintritt in den Arbeitsmarkt ist deshalb nicht trotz des CMA-Status gelungen, sondern weil der CMA-Status im strengen Sinn nicht vorlag. Das ist mitnichten ein Vorwurf an die Diagnostik, sondern soll darauf aufmerksam machen, dass es in Einzelfällen außerordentlich schwierig ist, eindeutig zu bestimmen, ob ein Abhängiger überhaupt ein CMA ist oder nicht. Wenn zum Beispiel ein Abhängiger entweder über ein latentes Erholungspotential aufgrund seines Lebensalters, seiner Bildung oder seines wieder aktivierbaren sozialen Kapitals verfügt oder nicht chronifiziert abhängig ist, steht grundsätzlich erfolgreiche Rehabilitation als Therapieziel. Der feine Unterschied besteht nun darin, dass, wenn Einzelfälle der erfolgreichen Rehabilitation zu verzeichnen sind, dies nicht heißt, dass CMA wie alle anderen Abhängigen medizinisch und sozial rehabilitierbar sind, sondern dass eben der CMA-Status bei der Eingangsdiagnose nicht eindeutig vorlag beziehungsweise zu ermitteln war. Das bedeutet, dass in manchen Fällen das Erscheinungsbild von CMA durchaus gegeben sein kann oder eine eindeutige Diagnose gar nicht möglich ist. Wenn also aufgrund einer solchen Sachlage dann im Nachhinein an der Diagnose festgehalten wird und dadurch die Auffassung entsteht, ein CMA wäre mehr oder weniger vollständig rehabilitiert, dann erübrigt sich im Grunde der CMA-Begriff. Das ist deshalb der Fall, weil CMA dann nicht mehr qualitativ, sondern „nur" noch quantitativ von den anderen Alkoholabhängigen unterschieden wären, das heißt, man kann sie als Gruppe nicht abgrenzen. Mit dem Begriff des CMA verbindet sich die in Jahrzehnten gewonnene medizinische und therapeutische Erfahrung, dass es Alkoholabhängige gibt, die sich in einer besonders prekären, mit anderen Abhängigen nicht gleichzustellenden Situation befinden. So wie es in allen anderen medizinischen Ressorts nie eine 100 Prozent sichere Diagnostik geben kann, so ist dies erst recht nicht bei der sehr komplizierten (psychisch, physisch und sozial bedingten) Situation von CMA möglich. Also, die Korrektur einer Diagnose im Verlauf einer Therapie ist kein Sündenfall, sondern ein Gebot, mit dem man adäquat umgehen muss. Vielmehr unverzeihlich wäre es, stattdessen die theoretischen und praktischen Grundlagen zu verwerfen, auf denen die Diagnose beruht.

Die Definition von CMA, auf die wir uns beziehen
Zur Problematik der Definition von CMA haben wir uns sehr ausführlich geäußert und verweisen deshalb auf Leonhardt/Mühler (2006). Hier soll deshalb nur die Definition wiedergegeben werden:

Chronisch mehrfachgeschädigt ist ein Abhängigkeitskranker, dessen chronischer Alkohol- beziehungsweise anderer Substanzkonsum zu schweren beziehungsweise fortschreitenden physischen und psychischen Schädigungen (incl. Comorbidität) sowie zu überdurchschnittlicher beziehungsweise fortschreitender sozialer Desintegration geführt hat beziehungsweise führt, so dass er seine Lebensgrundlagen nicht mehr in eigener Initiative herstellen

kann und ihm auch nicht genügend familiäre oder andere personale Hilfe
zur Verfügung steht, wodurch er auf institutionelle Hilfe angewiesen ist.
(Leonhardt/Mühler 2006, S. 27)

Das Feld empirische Feld unserer Untersuchungen
Der Verein zur sozialen Rehabilitation von Abhängigkeitskranken (VRA)
e.v. wurde 1993 gegründet und betreibt seine Einrichtungen im Südosten
von Leipzig, und zwar

> *Haus am Park* mit 50 Betten,
>
> *Haus Güldengossa* mit 48 Betten,
>
> Außenwohngruppen *Haus Wachau* mit 22 Betten.

Geplant sind das Einrichten von weiteren Außenwohngruppen, Betreute
Wohnformen sowie möglicherweise eine Pflegestation für die Klienten, die
aufgrund ihres zunehmenden schlechten Gesundheitszustandes (Pflegestufen) spezifisch betreut werden müssen, quasi Heimatrecht haben, und somit
in der ihnen vertrauten Umgebung bleiben könnten.

Der VRA e.v. hat zur Zeit 43 Mitarbeiter, und zwar Diplomsozialarbeiter,
Diplomsozialpädagogen, Diplompädagogen, Diplomsportlehrer, Ergothera-
peuten, Krankenschwestern und Hauswirtschaftsdamen.

Der Verein ist nach DIN EN ISO 9001:2008 und DEGEMED-Verfahren
zertifiziert, Mitglied im Paritätischen Wohlfahrtsverband, Landesverband
Sachsen e.V., im Fachverband Sucht e.V. und in regionalen Fachgesell-
schaften.

Anliegen des Buches
Das Anliegen dieser Arbeit kann wie folgt zusammengefasst werden: Das
Rückfallrisiko, zu verstehen als erneutes dauerhaftes Trinken, ist für CMA
aufgrund der Chronifizierung der Abhängigkeit um ein Vielfaches höher als
bei anderen Abhängigen. Deshalb ist dauerhafte Abstinenz von entscheidender Bedeutung für die Sicherung des Therapieerfolgs *(Kapitel 1)*. Wiederum ausschlaggebend dafür ist die Rückgewinnung sozialer Integration.
Wegen der Besonderheit der Situation von CMA geht es dabei aber nicht
um soziale Integration schlechthin, sondern um die Integration in soziale
Beziehungen. die abstinenzfördernd sind und möglichst selbst abstinent leben. Zugleich kann es aber nicht darum gehen, dass therapierte CMA Objekte informeller Sozialkontrolle sind. Vielmehr vertreten wir die Auffassung, dass gewisse kognitive Fähigkeiten vorhanden sein müssen, um absti-
nenzfördernde Anreize aus den sozialen Beziehungen aufzunehmen und für

die Selbststeuerung zu verarbeiten. Daraus ergeben sich die zwei Schwerpunkte dieses Buches: der Einfluss von Therapie auf die kognitive Konstitution der CMA *(Kapitel 2)* und die Organisation und Erfahrungen mit Außenwohngruppen *(Kapitel 3)*.

Die Publikation beinhaltet Ergebnisse eines Projekts „Soziales Kapital und Rückfallprävention bei CMA" das seit 2008 von Kurt Mühler und Hans-Jürgen Leonhardt unter Mitarbeit von Sarah Jahn und Christian Schmidtke durchgeführt wird. Christian Schmidtke hat im Rahmen einer Teilstudie Therapiewirkungen im Maßregelvollzug untersucht *(Kapitel 2.1)*, während Sarah Jahn ein Sozialportrait der Außenwohngruppe von Chronisch Mehrfachgeschädigten Alkoholabhängigkeitskranken erarbeitete *(Kapitel 3.1)*.

Kapitel 1

Definition und neuere Forschungen zum Rückfall

1.1 VERSCHIEDENE PERSPEKTIVEN AUF DAS EREIGNIS RÜCKFALL

1.1.1 Zum Begriff des Rückfalls therapierter Abhängigkeitskranker

Die Bedrohung abstinenten Verhaltens ist eine permanente. Sie tritt sowohl während als auch nach einer Therapie auf. Die Sicherung von Therapieerfolgen gegen einen Rückfall ist deshalb auch eine permanente Aufgabe. Das Rückfallgeschehen selbst hat vielfältige Auswirkungen. Diese treten nicht nur individuell für den Betroffenen und Personen auf, die in enger Beziehung zu ihm stehen, sondern sind auch von erheblicher sozialer Bedeutung. Erkenntnisse über aggregierte Prozesse des Rückfalls enthalten ein umfangreiches Potential der Beeinflussung öffentlicher Meinung und politischer Entscheidungen und können sich nachhaltig auf die soziale Akzeptanz und öffentliche Unterstützung des Therapiegeschehens auswirken. Einfach ausgedrückt bedeutet Rückfall die Negation einer Therapie. Jeder Rückfall führt zu enormen psychischen Belastungen des unmittelbar Betroffenen und stärkt jene verbreiteten Stereotype, denen zufolge Abhängigkeitskranke willensschwach sind.

Die Definition des Rückfalls impliziert deshalb bereits auch ein gewisses theoretisches Element, weil mit ihr das Maß der Strenge oder Toleranz einer Bewertung der Alkoholeinnahme bestimmt wird. Gelegentlich wird in Arbeiten zum Rückfall auf eine explizite Definition verzichtet, weil es ohnehin klar scheint, was als Rückfall gelten soll. Feuerlein zum Beispiel definiert: „Rückfälle sind häufige Ereignisse im Verlauf des Alkoholismus und auch eines therapeutischen Prozesses" (Feuerlein 1996, S. 77). Das ist keineswegs eine präzise Definition. Dennoch macht diese Bestimmung auf zweierlei aufmerksam. Rückfall ist keine Ausnahmeerscheinung. Obgleich sie dem Laien als das Schreckgespenst erscheint, ist Rückfall empirisch keine Seltenheit und noch nicht das Ende erfolgreicher Abstinenz. Des Weiteren verdeutlicht diese Bestimmung, dass Rückfall keine Erscheinung ist, die ausschließlich nach einer Therapie auftreten kann, sondern auch mehr oder weniger häufig während Therapien auftritt (vgl. Lindenmeyer, Veltrup, Kirschenbauer 1999). Auf die besondere Behandlung dieses Ereignisses bei CMA kommen wir später zurück. Wengleich mit Feuerlein keine Bestimmung dessen geleistet wird, worin das Kriterium eines Rückfalls besteht, so wird doch immerhin ein anerkannter Eindruck von der empirischen Wahrscheinlichkeit seines Auftretens vermittelt. Was soll nun aber unter Rückfall verstanden werden?

Die wohl strikteste Definition besteht darin, jegliche Alkoholeinnahme während selbst gewählter Abstinenz als Rückfall zu bezeichnen (Kruse 2000, S. 288). Eine solche Definition unterschätzt das tatsächliche Aufkommen von Rückfallen und differenziert nicht nach der Schwere eines Rückfalls. Dennoch kann die empirische Anwendung dieser Definition den Nachweis der großen Verbreitung des Rückfallgeschehens erbringen. Darüber hinaus erlaubt sie aber, die Zahl und den Anteil jener Therapierten empirisch zu bestimmen, denen es gelingt, strikt abstinent zu leben. Gerade diese Therapiesicherung ist für CMA von eminenter Bedeutung.

Es sind in der Literatur auch Meinungen anzutreffen, Rückfall an Hand der Schwere der Alkoholeinnahme zu bestimmen. Ein solches Vorgehen benötigt die Bestimmung eines normativen Kriteriums, ab wann von schwer gesprochen werden kann. Dies ist möglich aus medizinischer, sozialer oder persönlicher, subjektiver Sicht. Die medizinische Indikation würde in der Überschreitung der für Männer und Frauen ausgegebenen Werte (40 beziehungsweise 20g Reinalkohol pro Tag) bestehen. Einen sozialen Normwert gibt es in dieser Form nicht, weil die Toleranz der Alkoholeinnahme sowohl von der Zugehörigkeit zu einer sozialen Schicht, einem Berufszweig aber auch der Zugehörigkeit zu Gruppen mit bestimmten Überzeugungen stark variieren kann. Die persönliche Festlegung eines Normwerts und die Rückfalldefinition als dessen Überschreitung ist ungeachtet der möglichen Varianz und hohen subjektiven Willkürlichkeit schon deshalb ungeeignet, weil der Kontrollverlust zum Krankheitsbild des Abhängigen gehört. Bedeutsam an diesem Vorgehen ist aber, nicht jede Alkoholeinnahme gleichermaßen zu behandeln, sondern zwischen Alkoholeinnahmen zu differenzieren.

Eine solche Möglichkeit bietet die Unterscheidung zwischen Rückfallepisoden und Rückfall (Marlatt 1985). Diese Differenzierung ermöglicht es, einerseits die große Verbreitung von Alkoholeinnahme während der selbst gewählten Abstinenz nicht zu ignorieren und andererseits solche Episoden von der Aufgabe der Abstinenz zu unterscheiden. Erst letzteres markiert einen tatsächlichen Rückfall. Eine solche Sichtweise begünstigt die Auffassung, wonach die Erhaltung von Abstinenz während und nach der Therapie ein sehr konfliktreicher Prozess ist, in dem Rückschläge in den meisten Fällen fester Bestandteil sind. Erst wenn solch ein Rückschlag dauerhaft wird, sollte dies als Rückfall bezeichnet werden. Wir sind allerdings der Meinung, darauf kommen wir später ausführlich zurück, dass jegliche Form dauerhaften Trinkens von vorn herein als Rückfall einzustufen ist. Wir sind deshalb der Meinung, dass kontrolliertes Trinken oder gebessertes Trinken, wie dies gelegentlich bezeichnet wird, bei Abhängigkeitskranken den Abbruch der Abstinenz bedeutet (Körkel, Lauer 1992, S. 15). Wenn das Therapieziel, und wir vertreten diese Auffassung uneingeschränkt, darin besteht, Grundlagen für eine dauerhafte Abstinenz zu schaffen, dann definiert sich Rückfall daraus, dass kein abstinentes Verhalten mehr möglich ist, auch wenn dies vielleicht intolerant oder unmodern erscheinen mag. Wenn man Abhängigkeit als Krankheit definiert und dies zu erreichen war ein sehr langer Weg, dann heißt dies wie bei jeder anderen Krankheit, dass ihre Symptome und Folgen nicht durch den Betroffenen kontrolliert oder beseitigt werden können. Der Kontrollverlust ist Teil der Erkrankung. Wenn also Abhängigkeitskranke wieder dauerhaft trinken, dann schließt dies per Definition des Krankheitsbegriffs die Kontrollfähigkeit aus. Bei CMA wiegt dies besonders schwer, weil von einer chronischen Erkrankung auszugehen ist.

Die Differenzierung zwischen Rückfallepisode und Rückfall ermöglicht weiterhin den Übergang zum Eintreten des Rückfalls als Beendigung abstinenten Verhaltens prozesshaft zu modellieren. Die Analyse dieses Übergangs stellt den Schwerpunkt der Rückfallforschung überhaupt dar.

Wir definieren Rückfall als das Auftreten sich zyklisch oder unregelmäßig ereignender Episoden oder dauerhafter Alkoholeinnahme, gleichgültig in welchem Umfang die Alkoholeinnahme geschieht. Spätestens dann, wenn Abstinenz nicht als Regelfall des Alltagsverhaltens einer Person gelten kann, sondern als außeralltägliche Sonderform (punktuelle Abstinenz, Entgiftung o.ä.) auftritt, hat sich der Rückfall manifestiert.

1.1.2 Rückfall während der Therapie – Ursachen und Reaktionen darauf

Wie im Kapitel 1.2.3 bezüglich des Suchtgedächtnisses näher zu untersuchen sein wird, gilt grundsätzlich, dass das Suchtgedächtnis nicht zu löschen ist und somit, wie bekannt, auch nach Jahren der Alkoholabstinenz einen Rückfall anstoßen kann. Im Allgemeinen ist gesichert, dass Suchtimpulse zum Teil unbewusst oder vorbewusst ausgelöst werden. Alkoholkranken, die eine medizinische Rehabilitation erfahren, kann vermittelt werden, dass das Suchtgedächtnis nicht die Gnade des Vergessens hat und eine lebenslange Fixierung des Kranken darstellt. Im Rahmen der medizinischen Rehabilitation werden die Patienten trainiert, mit dieser Situation umzugehen, zum Beispiel sich abzulenken, darüber mit anderen Patienten oder mit den Bezugstherapeuten zu sprechen etc. und die dafür vorher trainierten Situationen abzurufen. Häufig erfährt man, dass der Suchtdruck anders als wirkliche Bedürfnisse wie Durst oder Hunger schon nach Minuten, spätestens nach einer Stunde vorbei sei. Ein aktives Umgehen mit dem Suchtdruck setzt aber für den Patienten ein im Rahmen des Möglichen klares Denken und gesunde Anteile im kognitiv-emotionalen Bereich voraus. So ist es in der medizinischen Rehabilitation durchaus verständlich, nach einem aufgearbeiteten Alkoholrezidiv von einem „Beginn eines Neuanfanges" zu sprechen.

Nachfolgend ein Beispiel für ein vorbewusstes Alkoholrezidiv:

Ein 36-jähriger überangepasster chronisch mehrfachgeschädigter Abhängigkeitskranker (CMA), der allen als ein Geizkragen bekannt ist, bei der Stationsschwester aber eine höhere Summe Geldes zur Aufbewahrung hinterlegt hat, ist seit einigen Tagen verhaltensauffällig: mürrisch und streitsüchtig. Er lässt sich nach der Therapiezeit von der Stationsschwester einen Teil seines Geldes aushändigen, weil er sich im nahe gelegenen Einkaufsmarkt eine Jacke kaufen möchte, und kommt gegen 23.00 Uhr sturzbetrunken in die Einrichtung zurück. In der Aufarbeitung des Rückfalls stellte sich heraus, dass der Klient seit Tagen sein Alkoholrezidiv imaginiert hat, sich aber, weil er sich angepasst verhalten wollte, dies nicht mitgeteilt hat, so dass es zwangsläufig zu seinem Fehlverhalten kommen musste:

Es handelt sich also hier um einen chronisch mehrfachgeschädigten Abhängigkeitskranken, dessen wesentliche Funktionen aufgrund seiner chronischen Erkrankung deutlich eingeschränkt sind, so dass Reflexionen über seine Erkrankung kaum möglich sind, eine Steuerungsfähigkeit kaum vorhanden ist.

Dies bedeutet, dass hier der Rückfall nicht zwingend der „Beginn eines Neuanfanges" ist, sondern dass das therapeutische Klima insofern hilfreich sein muss, als der Rückfall nicht als Versagen des Betroffenen gesehen wird. Was Not tut, ist hier ein unterstützendes Verhalten. Andererseits muss genau abgewogen werden, dass bei CMA eine klare Hausordnung gegeben sein muss, die Rezidive sanktioniert. Im Allgemeinen hat sich bewährt, den Klienten nach einem zweiten oder dritten bekannt gewordenem Alkoholrezidiv in eine andere Einrichtung für CMA zu verlegen, damit er unter anderen Bedingungen einen Neuanfang haben kann.

Nachfolgend ein Beispiel für ein unbewusstes Alkoholrezidiv:

Chronisch mehrfachgeschädigte Abhängigkeitskranke haben nicht nur deutliche kognitive Defizite, sondern sind auch emotional auffällig verkrustet. Dass sie ihr Leben nicht mehr selbstbestimmend und eigenverantwortlich führen können zeigt auch, dass bei ca. 60 Prozent der CMA, die in soziotherapeutischen Langzeiteinrichtungen leben, Betreuungen eingerichtet sind.

Ein bislang eher unauffälliger 50-jähriger Klient, mit Ansätzen einer neuen Lebensbilanzierung, mit zunehmendem Selbstwertgefühl und dem Postulat:

„Ich saufe nie wieder." geht in der Vorweihnachtszeit nach Therapieende in den nahe gelegenen Einkaufsmarkt, dort wird am Eingang kostenlos Glühwein angeboten. Ohne zu überlegen greift der Klient zu. Nach dem zweiten oder dritten Probegläschen wird er weggeschickt, kauft sich von seinem wenigen Geld noch eine Flasche Schnaps und kommt betrunken in die Einrichtung zurück.

Die Aufarbeitung des Rückfalls gestaltete sich äußerst schwierig, da der Klient den Automatismus seines Rückfalles nicht begreifen konnte, die Flucht nach vorn antrat und mit diffusen Versagensängsten die Einrichtung verlassen wollte, um in eine Obdachloseneinrichtung zu gehen.

1.1.3 Rückfall nach der Therapie – die besondere soziale Situation von CMA

Wie wir gesehen haben, bedroht Rückfall den Therapieerfolg von Anfang an. Es soll nun der Frage nachgegangen werden, welche Bedingungen nach der Therapie die Abstinenz gefährden. Rückfallursachen sind in der einschlägigen Forschung gut systematisiert (Marlatt 1985). Deshalb soll es im Folgenden um spezielle Bedingungen im Hinblick auf CMA gehen. Den Kern der folgenden Ausführungen bilden zwei empirische Untersuchungen zu Alkoholabhängigen generell und eine zweite zur Abstinenz von CMA nach der Therapie.

In der Literatur zum Rückfallgeschehen wird übereinstimmend die Rückgewinnung und der Ausbau sozialer Integration gesehen. Soziale Integration betrachten wir vor allem von drei Merkmalen bestimmt: Familie, Arbeit und Wohnen (Leonhardt/Mühler 2006, S. 33). In der einschlägigen Literatur werden vor allem die Wiederaufnahme von Familienbeziehungen und einer geregelten Tätigkeit als entscheidend für die Rückfallhemmung genannt. Insgesamt, von einzelnen Lebensbereichen abgesehen, stellt ein intaktes persönliches Netzwerk mit starken und schwachen sozialen Bindungen eine grundlegende und unverzichtbare rückfallhemmende Bedingung dar (zum Beispiel Körkel/Lauer 1995, Röhrle 1994). Im Folgenden wollen wir die spezifische Situation erläutern, in der sich CMA nach einer Soziotherapie im Hinblick auf die Ausbildung dieser zentralen Bedingung der Rückfallprävention befinden. Es geht also darum, welche speziellen Voraussetzungen sozialer Beziehungen für CMA erfüllt sein müssen, wenn nicht schon soziale Beziehungen schlechthin als rückfallpräventiv angesehen werden sollen und welche Schwierigkeiten sich für CMA einstellen, um soziale Beziehungen überhaupt aufzunehmen

Zur ambivalenten Wirkung sozialer Beziehungen auf die Stabilität der Abstinenz

Eng damit in Beziehung stehend werden als weitere Bedingungen abstinenzspezifische Unterstützung und der Verzicht auf Alkohol zumindest im Kernnetzwerk (enge, starke Bindungen) gesehen (Veltrup 1995, Kruse 2000). Des Weiteren fällt auf, dass hinsichtlich der Standardmerkmale neben dem persönlichen Netzwerk vor allem persönliche Merkmale beziehungsweise Fähigkeiten genannt werden, die als rückfallhemmend gelten. Dazu gehören der Attributionsstil, positive Selbstwirksamkeitserwartungen, negative Alkoholkonsumerwartung und positive Bewältigungsstrategien (Körkel/Lauer 1995). Mit anderen Worten, die soziale Integration stellt Ressourcen bereit, die der Betroffene zur Erarbeitung dieser Merkmale nutzen kann. Je geringer demnach die soziale Integration ist, desto geringer ist die Wahrscheinlichkeit, dass sich diese rückfallhemmenden Merkmale der Selbststeuerung ausbilden. Wir haben es demnach im Kern mit einer Wechselwirkung zwischen sozialen Voraussetzungen und individueller kognitiver Verarbeitung zu wirksamer individueller Selbststeuerung zu tun.

Es stellt sich die Frage, worin dieses Potential eines persönlichen Netzwerkes besteht? Es gehört zu den großen sozialwissenschaftlichen Entdeckungen des 20. Jahrhunderts, die Bedeutung von personaler Interaktion für das Selbstbild eines Menschen nachgewiesen zu haben. Zum Beispiel Cooley, Homans, Mead haben unter verschiedenen Aspekten theoretische Annahmen gebildet, wonach das Selbstbild eines Menschen aus seinen sozialen Interaktionsbeziehungen hervorgeht. Cooley (1902) bezeichnete das Selbst als eine Art Spiegel der sozialen Beziehungen eines Menschen. Homans wies an Hand von empirischen Daten in einer Sekundäranalyse einen Zusammenhang zwischen Interaktion, Aktivität und Gefühl nach (Homans 1970). Über Interaktion nähern sich die Interagierenden in ihren Urteilen, Meinungen und Gefühlen an. Das geschieht keineswegs symmetrisch, denn es steht auch mit den Ressourcen dieser Personen in Zusammenhang. So finden manche Menschen mehr Anerkennung als andere, ohne dass letztere mit dieser sozialen Beziehung unzufrieden wären. Ein bedeutsamer Effekt, der aus Interaktionsbeziehungen hervorgeht, ist soziale Anerkennung, Bestätigung. Zugleich bildet soziale Anerkennung ein grundlegendes menschliches Bedürfnis (Fischer/Wiswede 2002, Aronson 2006, Bierhof 2006). Dies kann nicht eigenständig befriedigt werden. Im Gegenteil, die Bestätigung des eigenen Tuns und Identität ist ein Produkt aus sozialer Interaktion und der kognitiven Verarbeitung der Interaktionsresultate. Das ist nun für das Verhalten von ausschlaggebender Bedeutung. Das Bedürfnis nach Bestätigung realisiert sich in einem bestimmten Verhalten, mit dem Bestätigung zu erzielen versucht wird. Damit wird deutlich, dass Verhalten in Interaktionsbeziehungen an sozialen Anreizen orientiert ist. Es ergibt wenig Sinn, wenn Menschen in ihren Interaktionsbeziehungen systematisch das tun, was von ihren Interaktionspartnern missbilligt wird. In der Kriminologie haben Akers und Burgess die Bedeutung von Netzwerken für Einstellungen und Verhalten auf der Grundlage lerntheoretischer Annahmen herausgearbeitet (Burgess/Akers 1966). Auch im Alltag treffen wir eine solche Einsicht an, indem der Umgang eines Menschen dessen Charakter und Einstellungen beeinflusst. Damit wird zunächst deutlich, warum soziale Integration beziehungsweise das persönliche Netzwerk grundlegend für das Selbstbild eines Menschen und dessen Verhalten ist. Er orientiert sich an den sozialen Anreizen seiner Interaktionspartner. Damit wird auch deutlich, dass es nicht um soziale Integration oder soziale Interaktionen schlechthin als rückfallhemmendes Merkmal gehen kann, sondern um einen bestimmten Charakter dieser Beziehungen. Die Hervorhebung von abstinenzspezifischer Unterstützung und der Verzicht auf Alkohol in den engen sozialen Beziehungen weist darauf hin, dass von diesem abstinenzrelevanten Charakter sozialer Beziehungen spezifische, wirksame Anreize für ein abstinentes Verhalten ausgehen. Soziale Interaktionen weisen einen zweiten, oftmals aber überbetonten Aspekt auf: Neben den sozialen Anreizen für ein bestimmtes Verhalten geht aus Interaktionsbeziehungen auch ein bestimmter Umfang an Kontrollpotential hervor. Wer interagiert, der erlangt auch Wissen über die Interaktion und das Tun des Anderen. Anreiz und Kontrolle sollten stets zusammenhängend betrachtet werden. Eine Reduzierung von sozialer Interaktion und sozialer Integration auf Kontrolle verkürzt den Blick auf negative Sanktion beziehungsweise die Angst vor Sanktionen. Zweifellos spielt die Angst vor Sanktionen eine wichtige Rolle für die Einhaltung von Abstinenz. Dabei handelt es sich auch um interne Sanktionen. Infolge der Internalisierung von Erwartungen der Interaktionspartner bauen sich Überzeugungen auf, welche ein internes Sanktionspotential generieren. Eine Abweichung von einem für richtig erachteten Verhalten löst solche internen Sanktionen aus (schlechtes Gewissen, somatisches Unwohlsein).

Soziale Interaktionsbeziehungen können zu solchen internen Selbstregulationen führen und sind wirksamer als externe Kontrolle des Verhaltens. Dies wiederum, und hier wiederholen wir uns, setzt einen im Sinne der Abstinenzerhaltung positiven Sozialcharakter dieser Interaktionsbeziehungen voraus sowie die kognitiven Fähigkeiten der Verarbeitung sozialer Anreize zur abstinenzerhaltenden Selbstregulation. Abbildung 1.1 gibt diesen Zusammenhang wieder.

Abb. 1.1 Zusammenhang zwischen sozialer Interaktion und dem Selbstbild
für die Unterstützung der Abstinenz

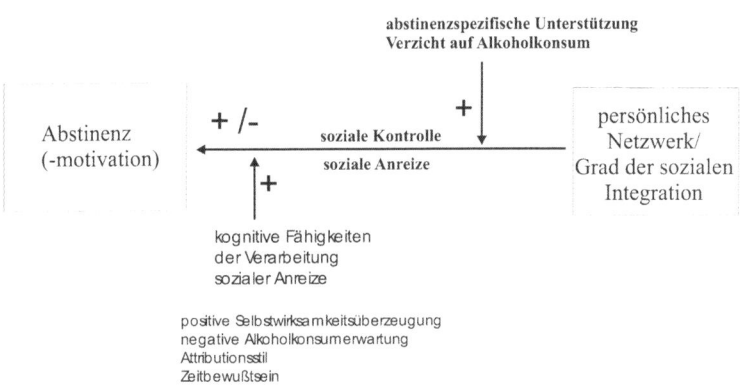

Abschließend wollen wir zur ambivalenten Wirkung persönlicher Netzwerke auf Ergebnisse der unseres Wissens einzigen Rückfallstudie speziell zu CMA Bezug nehmen (Ehrenteit 2005)[2]. Als abhängige Variablen dienten Abstinenz und Häufigkeit der Alkoholzunahme (zwei Drittel der Befragten gaben an, mindestens einmal Alkohol zu sich genommen zu haben). Auf zwei in diesem Zusammenhang interessierende Aspekte sei hingewiesen:

Zum ersten zeigt sich hinsichtlich der Trinkhäufigkeit, dass Aufforderungen zum Trinken durchaus häufig aus den Kontakten im persönlichen Netzwerk kommen und zwar sowohl aus den starken (Familie, enge Freunde) als auch aus den schwachen (Bekannte) Bindungen. Mittels eines Regressionsmodells ergab sich eine gute Vorhersage durch diese beiden Variablen der Trinkaufforderung (R^2 = ,490**). Bemerkenswert dabei ist, dass der Effekt aus den Trinkaufforderungen der starken Bindungen sehr hoch und signifikant (,546*), derjenige aus den schwachen Bindungen jedoch nicht signifikant und deutlich geringer (,230) ist (Ehrenteit 2005, S. 69f). Auch wenn dies erste Ergebnisse sind und nur eine sehr kleine Stichprobe zur Verfügung stand, zeigt sich aber die Bedeutung der theoretischen Annahme, dass

---

[2] Es wurden 41 nach einer Langzeittherapie entlassene CMA befragt.

persönliche Netzwerke abstinenzspezifische Unterstützung leisten müssen, anderenfalls steigt die Wahrscheinlichkeit des Rückfalls beziehungsweise der Zunahme von Rückfallepisoden. Darüber hinaus ist interessant, dass der eigentliche erklärende Effekt nicht aus flüchtigen Kontakten stammt, sondern aus den engen sozialen Beziehungen. Die Bedeutung der Abstinenzunterstützung und eines abstinenten zumindest Kern-Netzwerkes (starke Bindungen) wird auch dadurch unterstrichen, dass ca. 80 Prozent der Befragten Angst vor einem Rückfall äußerten. Ein weiteres Moment besteht in guten nachbarschaftlichen Beziehungen. So konnte ein Effekt nachgewiesen werden, der die Häufigkeit des Alkoholkonsums unterstützt, wenn nachbarschaftliche Kontakte genutzt werden, um über Probleme zu sprechen.

Zum zweiten unterstreichen im Hinblick auf Abstinenz, also der strikten binären Trennung Alkohol getrunken oder keinen Alkohol seit Entlassung aus der Therapie getrunken, die Ergebnisse der genannten Studie die Wichtigkeit der direkten Abstinenzunterstützung. Dazu wurde eine logistische Regression gerechnet, in der die Teilnahme an Selbsthilfegruppen oder Nachsorge und die Anzahl von Freunden und Bekannten als abhängige Variable verwendet wurden. Damit verbindet sich die Frage nach der Stärke von Effekten, die entweder rein quantitativ durch die Größe des persönlichen Netzwerkes bestimmt sind (also je größer das Netzwerk, um so größer die soziale Integration und damit die Wahrscheinlichkeit der Abstinenz) oder eher qualitativ, also im Sinne der direkten abstinenzunterstützenden Kontakte in Selbsthilfegruppen oder Formen der Nachsorge. Das Ergebnis fällt sehr deutlich aus. Während von der Teilnahme an einer Selbsthilfegruppe ein starker sehr signifikanter Effekt ausgeht, ist jener der bloßen Netzwerkgröße deutlich geringer und nicht signifikant (Ehrenteit 2005, S. 78 f). Dies weist auch darauf hin, dass abstinenzunterstützende Wirkung sehr effizient von sozialen Interaktionen ausgeht, deren beteiligte Personen einen ähnlich alkoholbedingten Lebenslauf aufweisen. In Selbsthilfegruppen sind beide Dinge sehr wahrscheinlich anzutreffen, welche für die Wirkung sozialer Beziehungen auf die Abstinenz als entscheidend herausgearbeitet wurden: direkte Abstinenzunterstützung und selbst abstinent zu sein.

Ein weiterer interessanter Gedanke zur ambivalenten Wirkung des persönlichen Netzwerks aus einer allgemeinen Rückfallstudie soll noch erwähnt werden. Darin wird die Annahme vertreten, dass es zu Überforderungen in den persönlichen Beziehungen kommen kann (Schulz 2006, S. 28, 69). Zu hohe Erwartungen oder Verpflichtungen können den Effekt des persönlichen Netzwerkes auf die Abstinenz ebenfalls schwächen. Ausschließliche Abstinenzkontrolle kann demnach Stress verursachen, der die Abstinenzmotivation verringert.

Es ergibt sich nun die Frage, wie es um die Fähigkeit von CMA bestellt ist, nach erfolgter Therapie eigenständig ein intaktes Netzwerk aufzubauen, das die Abstinenz in der hier entwickelten Art und Weise unterstützt.

Die Schwierigkeit von CMA, neue soziale Beziehungen nach der Therapie aufzunehmen
Zunächst muss erneut darauf verwiesen werden, dass ein Merkmal von CMA in einem hohen Grad an sozialer Desintegration besteht. Das bedeutet unter anderem, dass sie kaum noch über persönliche Beziehungen verfügen und stattdessen nahezu ausschließlich Beziehungen zu Personen aus Hilfeeinrichtungen wie Sozialamt, Pfarrer, Arzt, Therapeut bestehen. Es geht nun also darum, etwas näher zu betrachten, wie die Chancen stehen, nach einer Langzeittherapie überhaupt stabile soziale Beziehungen aufzubauen, die zu dem auch noch den gerade erläuterten Charakter rückfallpräventiver Wirkung aufweisen. Um die besondere Situation von CMA zu erläutern, müssen wir etwas umfangreiche Grundlagen für das Verständnis darlegen. Ein Schlüssel für dieses Verständnis der besonderen Situation von CMA ergibt sich aus dem Verständnis dessen, dass es sich um auffällige CMA handelt, von denen unser Wissen über CMA stammt. Im ersten Schritt soll deshalb erläutert werden, was wir darunter verstehen[3]. Grundlegend ist dabei, dass hinsichtlich der Alkoholabhängigkeit und des Status des CMA zwischen einem Hell- und einem Dunkelfeld zu unterscheiden ist[4]. Es sind die auffälligen Abhängigkeitskranken, die das Hellfeld bilden und damit auch unser Wissen über Abhängigkeit konstituieren.

Auffälligkeit meint, dass eine Person ihre Abhängigkeit erkennt und anerkennt. Von medizinischer Auffälligkeit kann dann gesprochen werden, wenn eine abhängige Person sich wegen der Abhängigkeit medizinisch behandeln lässt und keine anderen partiellen Gründe für eine Behandlung vorgibt. Eine soziale Auffälligkeit dagegen liegt vor, wenn Verhaltensweisen von geltenden Sitten- oder Rechtsnormen abweichen und in einen Zusammenhang mit Abhängigkeit gebracht werden. Solche Verhaltensweisen werden dadurch zum Gegenstand doppelter Sanktionen wegen des Normbruchs und wegen der ihm ursächlich zugrundeliegenden Abhängigkeit, welche eine Kontrolle im Sinne geltender Normen nachhaltig beeinträchtigt.

Die folgende Auffassung von Auffälligkeit basiert auf unserer CMA-Definition (vgl. Abschnitt Vorbemerkung) und der darin enthaltenen Hilfebedürftigkeit des Abhängigen gegenüber staatlichen und gemeinnützigen

---

[3] Zu empirischen Ergebnissen der Auffälligkeit: Leonhardt/Mühler 2003.
[4] Zur Konstitution und Dynamik des Dunkelfeldes: Leonhardt/Mühler 2006, S. 116 ff.

24

Einrichtungen. Auch wenn dies für CMA besonders deutlich ist, beginnen die Prozesse, die dazu führen, bereits am Anfang der Abhängigkeit und kumulieren schließlich im Abhängigkeitsstadium des CMA. Soziale Auffälligkeit äußert sich letztlich darin, dass Einrichtungen sich um eine Person kümmern beziehungsweise Kontakt zu ihr aufnehmen, um deren Lebensgrundlagen zu sichern. Dieser institutionenbezogenen Auffälligkeit geht eine generelle Auffälligkeit im sozialen Nahbereich des Abhängigen voraus. Die Zunahme und die Intensität abweichenden Verhaltens gegenüber Sittennormen ist der Grundprozess, welcher den Anfang und die Stetigkeit sichtbarer Abhängigkeitskarriere ausmacht. Daraus folgt nicht unbedingt auch abweichendes Verhalten gegenüber Rechtsnormen. Straffälligkeit ist gerade für CMA oft als ein soziales Merkmal angesehen worden. Dabei spielen allerdings vor allem Ordnungswidrigkeiten eine bedeutsame Rolle, die im Grenzbereich zwischen Sitten- und Rechtsnormen liegen. So definieren zum Beispiel zunehmend mehr Städte im Sinne der Gefahrenabwehr auffälliges Verhalten wie Betteln, Zudringlichkeit, Herumlungern usw. bereits als Ordnungswidrigkeit und verbinden damit Sanktionen. Das verschiebt auch die Grenze zwischen Rechts- und Sittennormen und wirkt als eine Art Vorkriminalisierung. Abgesehen davon, dass der Bruch von Rechtsnormen und dessen Intensität Desintegrationsprozesse beschleunigt, zerstört abweichendes Verhalten gegenüber Sittennormen vor allem die sozialen Beziehungen eines Menschen auf zunächst unbemerkte aber stetige Weise. Unpünktlichkeit, Unzuverlässigkeit, Unbeherrschtheit, unangemessene Äußerungen oder Reaktionen, Beleidigungen, Streitlust usw. sind Verhaltensweisen, denen mit Sittennormen entgegengewirkt wird. Sie glätten entsprechende Verhaltenstendenzen und basieren auf Selbst- und Fremdkontrolle. Die Verminderung dieser Kontrollen verstärkt das Auftreten und die Intensität abhängigkeitsbedingten abweichenden Verhaltens, wodurch die Wahrscheinlichkeit sozialer Auffälligkeit ebenfalls steigt.

Zurück zum Merkmal Auffälligkeit. Erstens erhalten wir Daten zur Abhängigkeit nur von denjenigen Personen, die sich diesbezüglich zum Beispiel einem Arzt oder Therapeuten offenbaren. Es ist also immer das Hellfeld der Abhängigen, von dem wir sprechen und aus dem wir unser Wissen generieren. Das Eingeständnis der Abhängigkeit ist ein tiefer Einschnitt in das Selbstbewusstsein eines Menschen. Es kommt einer Zugabe großer Hilfebedürftigkeit und eines weitgehenden Autonomieverzichts gleich. Nicht zuletzt deshalb wird in der Literatur auch vom Leidensdruck als einem entscheidenden Prozess gesprochen, der diesen Schritt mit bedingt. Ein solcher Schritt kommt einem Statusverlust gleich. Moderne Gesellschaften basieren weitgehend auf einem Leistungsprinzip und damit auf einem Anspruch auf Eigenständigkeit, Eigenverantwortlichkeit und Individualität. Die Nichterfüllung dieser Erwartungen definiert einen Menschen als abhängig von kollektiver beziehungsweise institutioneller Hilfe. Er scheidet damit aus dem Statuswettbewerb zeitweilig oder für immer aus. Dies wirkt sich ebenfalls auf die Möglichkeiten aus, soziale Anerkennung von anderen Menschen zu bekommen. Solche Anerkennung geht nicht im sozialen Status einer Person auf, wenngleich in modernen Gesellschaften der soziale Status zentral für den Erwerb von Ressourcen (Einkommen) und die Gestaltungsmacht (Verantwortung, Entscheidungsfähigkeit, Einfluss) eines Menschen ist. Soziale Anerkennung entsteht auch aus Liebe, Zuneigung, Bekräftigung, Lob und Freundlichkeit, also sozialen Reaktionen, die jeder Mensch zum Leben braucht. Sie stellen eine eigenständige Quelle sozialer Anerkennung und damit des positiven Selbstbildes eines Menschen dar. Mit dem Aufgeben des Statuswettbewerbs beginnt ein sozialer Leidensweg, bevor wieder eine mögliche Besserung der eigenen Lebenssituation eintreten kann. Wir haben es deshalb mit einer relativ hohen Barriere zu tun, welche starke Anreize dafür bietet, ein Eingeständnis der Abhängigkeit möglichst lange hinauszuzögern.

Zweitens kann sich eine Barriere aus den Ressourcen ergeben, die einem Menschen zur Verfügung stehen. Auch hier spielt der soziale Status eine Rolle. Im Unterschied zur Höhe des Leidensdrucks und der Angst vor Statusverlust als einem Mechanismus, der mit daran beteiligt ist, die Möglichkeit der Abhängigkeit an sich heranzulassen oder nicht, schützt beziehungsweise behindert ein hoher sozialer Status mit entsprechenden Ressourcen die externe Wahrnehmung und Definition von Abhängigkeit. Hier sind zwei Aspekte beteiligt. Hohe Ressourcen und hohe Reputation verhindern soziale Auffälligkeit von Verhalten beziehungsweise die Beklagung dessen als abweichend. Materielle und geistige Ressourcen begünstigen eine Bagatellisierung abweichenden Verhaltens und stabilisieren persönliche Netzwerke, das heißt letztlich soziale Integration. Schließlich lässt sich beobachten, dass nicht nur im Falle von abhängigkeitsdiktiertem Verhalten die Verletzung von Sittennormen mit Zunahme des ökonomischen, sozialen und kulturellen Kapitals[5] toleranter bewertet wird. Daran ist der Umstand beteiligt, dass Interaktionsbeziehungen auch nach ihrem Gesamtertrag beurteilt werden, so zum Beispiel Beratung, Information, sichere Urteile, Beziehungen, angenehme Unterhaltung usw., welche in Interaktionen von Netzwerken ausgetauscht werden[6]. Darüber hinaus spielen zweifellos individu-

---

[5] Vgl. CMA Abschnitt beziehungsweise Aufsatz Bourdieu (1983).
[6] Diese in persönlichen Netzwerken, vor allem im Bereich der engen (starken) Beziehungen produzierten Güter, kann man nicht auf einem Markt kaufen. Ähnlich den commodities, wie Becker (1996) sie nennt, welche in Ehen hergestellt werden. Das macht diese engen Be-

elle Besonderheiten eine Rolle, wie zum Beispiel eine besonders enge emotionale Bindung an eine helfende Person. Dies sind Ehepartner oder Elternteile, welche die Folgen der Abhängigkeit dämpfen und zum Beispiel in häuslicher Pflege den Anhängigen abschirmen und schützen. Solche Bedingungen sind jedoch kontingent und können deshalb kaum in einen generellen Zusammenhang, wie dies im Zusammenhang mit den Ressourcen möglich ist, gesetzt werden.

Diese zwei Aspekte, die *innere Positionierung zur Abhängigkeit* sowie die damit verbundenen Ängste und die *externe Reaktion auf die Abhängigkeit* bilden die Grundlage für das Auftreten sozialer Auffälligkeit beziehungsweise des Ausbleibens derselben.

Diese Vorbemerkung ist deshalb wichtig, weil sie der Argumentation dient, dass möglicherweise die soziale Struktur von Hell- und Dunkelfeld von Alkoholabhängigen deutlich voneinander abweicht. Das schränkt zum einen unser Wissen über soziale Zusammenhänge der Abhängigkeit ein und führt zum anderen zu einer gewissen Spezifik dieses Wissens, zu dem wir über auffällige Abhängige gelangen. Diese Position führt gelegentlich zu einem Missverständnis. Es tritt dann auf, wenn die hier geschilderten Ursachen für die *Auffälligkeit* der Abhängigkeit als generelle Ursachen für die *Abhängigkeit* missdeutet werden. Es geht hier nicht darum, das Sittenbild des 19. Jahrhunderts wiederzubeleben, also dass Trunksucht ein Übel der niederen Klassen sei, sondern darum, dass die empirisch erkennbaren Disproportionen (wie zum Beispiel geringe Bildung) eine Eigenschaft des Hellfeldes darstellen, welches durch die Ursachen der Auffälligkeit zustande kommt.

Hinsichtlich unseres Anliegens, die Fähigkeit abzuschätzen, die CMA zur Verfügung steht, um neue soziale Beziehungen nach der Therapie aufzubauen, ergibt sich Folgendes. Wir gehen von einer gleichen Ursächlichkeit des Verlustes an sozialen Beziehungen vor der Therapie und der geringen Fähigkeit der Aufnahme sozialer Beziehungen nach der Therapie[7] aus, die in erster Linie durch geringe individuelle Ressourcen bedingt ist.

In Abbildung 1.2 ist der von uns angenommene Zusammenhang zwischen sozialer Auffälligkeit der Abhängigkeit und der verfügbaren individuellen Ressourcen dargestellt. Im Kern besteht unsere Annahme darin, dass die Wahrscheinlichkeit, extern (also von Personen, zu denen persönliche Beziehungen bestehen) als abweichend definiert zu werden, nicht nur vom abhängigkeitsdiktierten Verhalten selbst bestimmt wird, sondern in hohem

---

ziehungen so attraktiv. Diese Beziehungen zu knüpfen und zu erhalten hängt sehr stark von den individuellen Ressourcen und natürlich ihrer Mischung ab.

[7] Gemeint sind damit vor allem soziale Beziehungen mit rückfallpräventivem Charakter.

Maße auch von den persönlichen Ressourcen und dem sich daraus ergebenden Nutzen für die Interaktionspartner in einem persönlichen Netzwerk.

Abb. 1.2 Soziale Integration und individuelle Ressourcen

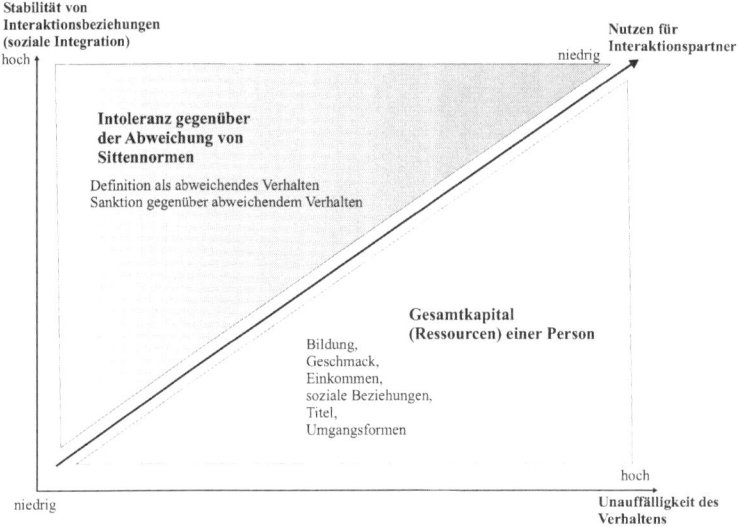

Je höher die persönlichen Ressourcen sind, desto höher ist der mögliche Nutzen[8] für andere, den sie aus einer Beziehung ziehen können. Die Wahrscheinlichkeit des Abbruchs einer Beziehung und die Definition eines Verhaltens als abweichend (abstoßend) wird also in einem bestimmten Maß durch die Höhe der persönlichen Ressourcen kompensiert. Der Tendenz nach trifft in erster Linie Personen mit geringen Ressourcen (allgemeines und spezielles Humankapital, Einkommen) das Schicksal der abhängigkeitsbedingten sozialen Auffälligkeit. Durch die Definition, als sozial abweichend zu gelten, werden sie auffällig. Das Sinken ihrer sozialen Beziehungen beschleunigt die Auffälligkeit, vermindert ihre Ressourcen und verstärkt die Abhängigkeit.

Wie ist nun die Situation von CMA nach Entlassung aus einer Langzeittherapie einzuschätzen? Zweifellos haben sich die genannten sozial relevanten Ressourcen nicht erheblich verbessert. Daraus ergibt sich die Wahrschein-

---

[8] Damit ist nicht lediglich materieller, sondern ebenso immaterieller Nutzen aus Ressourcen, die in Abb. 1.2 genannt sind, gemeint.

lichkeit, dass in erster Linie Beziehungen zu Personen zustande kommen, die über ähnlich geringe Ressourcen verfügen, aber sehr wahrscheinlich über keine Abstinenzmotivation. So ergibt sich, wie wir im vorangegangenen Abschnitt versucht haben aufzuzeigen, ein Rückfallanreiz. Die Entlassung eines CMA nach der Therapie in die Eigenständigkeit birgt insgesamt ein sehr hohes Risiko des Rückfalls. Entlassung nach Therapie geht im Regelfall davon aus, dass mit der Rückgewinnung der Arbeitsmarktfähigkeit auch die Grundlagen geschaffen sind, ein eigenständiges und abstinentes Leben zu führen. Mit der Erwerbsarbeit erhöhen sich die sozialen Chancen einer allseitigen Integration (im Sinne von Familie, Arbeit, Wohnen). Ein zentrales Charakteristikum von CMA aber ist, dass die Rückgewinnung von Fähigkeiten für den Arbeitsmarkt nicht erreicht werden kann. Die Suchtkarriere und ihre Folgen haben jenen Punkt überschritten, an dem Therapie zu einer solchen Rückkehr in das soziale Leben verhelfen kann. Die Therapieziele müssen also von vorn herein bescheidener sein. Keiner Erwerbstätigkeit nachgehen zu können birgt an sich bereits ein gewisses Abhängigkeitsrisiko, weil die externe Tagesstrukturierung (im Sinne einer Selbstbindung) verloren geht[9]. In Anbetracht der Abhängigkeitsbiographie von CMA potenziert sich dieses Risiko.

Für das Gesagte können wir bisher nur indirekte empirische Nachweise erbringen. Wir nehmen noch einmal Bezug auf die erwähnte Studie von Ehrenteit. Bei der Generierung der Stichprobe ergab sich, dass von 220 aus den soziotherapeutischen Einrichtungen des VRA e.V. entlassenen CMA lediglich 64 noch auffindbar waren beziehungsweise sich ihr Verbleib ermitteln ließ. Von diesen 64 konnten 41 CMA befragt werden, die anderen waren gesundheitlich dazu nicht mehr in der Lage oder verstorben. Man kann davon ausgehen, dass ein großer Anteil der Nichtauffindbaren wieder auf der Straße lebt. Des Weiteren haben zwei Drittel der 41 Befragten seit der Entlassung mindestens einmal Alkohol getrunken. Auf die Schwierigkeit der Gesamtsituation macht auch Folgendes aufmerksam. Es wurde danach gefragt, inwieweit sich jemand aktuell mit Problemen beschäftigt. Immerhin gaben 92 Prozent der Befragten an, dass dies der Fall ist. Weiterhin wurden einige Problembereiche vorgegeben. 90 Prozent dieser Befragten gaben an, dass sie sich aktuell mit Problemen der Familie beschäftigen. Weitere typische Probleme (jeweils um 70 Prozent der Befragten) betreffen fehlende Kontakte, die Wohnsituation und finanzielle Sorgen. Insgesamt zeigt dies, dass auch diejenigen CMA, die sich um Abstinenz und soziale Integration bemühen, in einer weitestgehend erfolglosen und desintegrierten Situation leben. Es scheint uns nicht untypisch zu sein, dass einem CMA im

---

[9] Vgl. Studien zum Gesundheits- und Abhängigkeitsrisiko durch Langzeitarbeitslosigkeit.

Normalfall die Möglichkeiten nicht ausreichen, um sich zu integrieren und die Abstinenz zu sichern. Eine gewisse Ausnahme bildet die Kontaktaufnahme zu Selbsthilfegruppen. Aber auch hier tritt das erwähnte Problemspektrum auf. Dies verweist auf ein weiteres Problem, auf das wir nicht gesondert eingegangen sind: Es ist wenig realistisch anzunehmen, dass die Personen im Netzwerk, zu denen starke Bindungen bestehen, der CMA-Person zuliebe abstinent leben werden (wenn sie es nicht ohnehin sind). Alkoholkonsum gehört zur Normalität des Alltags. Eine Abstinenzforderung gegenüber nichtabhängigen Personen muss deshalb als ein Sonderfall angesehen werden, der üblicherweise nicht erwartet werden kann.

Zusammenfassend lässt sich folgendes zur besonderen Situation von CMA nach der Entlassung aus der Langzeittherapie feststellen: Es ist davon auszugehen, dass infolge mehrjähriger Soziotherapie und der weitestgehenden Zerrüttung sozialer Beziehungen vor Eintritt in die Therapie soziale Integration nach der Therapie völlig neu beginnen muss. Dass dies aus eigener Kraft und eigener Motivation (im Sinne einer eigenständigen Suche nach Unterstützung) gelingen kann, stellen wir grundsätzlich in Frage.

In Abbildung 1.1 hatten wir aus den Forschungen zur Rückfallprävention drei intervenierende Bedingungen angenommen, die den Effekt sozialer Integration beziehungsweise des persönlichen Netzwerks auf die Festigung beziehungsweise den Erhalt der Abstinenz nach der Langzeittherapie beeinflussen. Von diesen drei Bedingungen haben wir zunächst die ersten beiden etwas näher betrachtet:

- der abstinenzrelevante Charakter der persönlichen Beziehungen (persönliches Netzwerk);

- die Fähigkeit, neue persönliche Beziehungen aufzunehmen, welche die Abstinenz unterstützen und

- die kognitiven Fähigkeiten, soziale Anreize aus den persönlichen Beziehungen abstinenzsichernd zu verarbeiten.

Die dritte Bedingung bildet einen Schwerpunkt dieses Buches. Wir stellen im 2. Kapitel zwei Untersuchungen zum Therapieeinfluss auf den Attributionsstil und das Zeitbewusstsein von CMA vor. Beide psychische Fähigkeiten beeinflussen unseres Erachtens sehr nachhaltig die Fähigkeit zu einem positiven Selbstbild und einer hohen Einschätzung der Selbstwirksamkeit. Diese beiden Bedingungen sind bisher in Forschungen zur Rückfallprävention wenig beachtet worden. Damit sind Voraussetzungen gegeben, gleichberechtigt in einem persönlichen Netzwerk zu handeln, statt lediglich als Hilfebedürftiger in Erscheinung zu treten und die sozialen Anreize der Interaktionspartner im Sinne der Abstinenzsicherung aufzunehmen. Die

Rückgewinnung von Vertrauen in Interaktionspartner, die Erlangung eines stabilen Weltbildes sind dafür ebenso bedeutsam wie der Umgang mit Zeit und die Auffassung darüber, Zeit in das Handeln und Handlungsziele zu integrieren. Die Frage, die uns also im 2. Kapitel beschäftigen wird, ist, ob bei der Ausgangssituation von CMA, insbesondere deren z.T. hohe kognitive Schädigungen berücksichtigend, Langzeittherapie zu systematischen Änderungen führen kann. Anders ausgedrückt, beide Untersuchungen dienen auch dazu, realistische Therapieziele bezüglich dieser Objekte zu formulieren. Diese Einordnung muss auch moderne neurowissenschaftliche Ergebnisse zur Abhängigkeit berücksichtigen. Das bedeutet, Therapieziele innerhalb der Grenzen dessen zu formulieren, was gegenwärtig überhaupt als machbar angesehen werden kann. Aus diesem Grund werden wir also zunächst auf neuere theoretische Annahmen zur Abhängigkeit eingehen.

1.2 AKTUELLE FORSCHUNGEN ZU ENTSTEHUNG UND VERLAUF VON ABHÄNGIGKEIT

1.2.1 Abhängigkeit als Schicksal?

Gibt es den freien Willen?

Im letzten Jahrzehnt haben unsere Auffassungen über Abhängigkeit durch neurowissenschaftliche Forschungen bedeutsame Veränderungen erfahren. Dies hat auch auf zahlreiche Wissenschaftsgebiete Auswirkungen und nicht zuletzt auf das Verständnis vom Menschen im Allgemeinen. Dabei hat sich eine grundlegende Frage herauskristallisiert: jene nach der Willensfreiheit des Menschen. So befremdlich dies erscheinen mag, die These, derzufolge nicht der Mensch als Person beziehungsweise das bewusste Ich Entscheidungen trifft, sondern das Gehirn selbst, wird von einem Teil von Biologen und Neurowissenschaftlern vehement vertreten[10]. Die Auseinandersetzung um die Willensfreiheit des Menschen zieht sich inzwischen durch alle Disziplinen, die sich mit dem Menschen beschäftigen. Bereits in den 1960er Jahren wurden in der Neurophysiologie Experimente durchgeführt, die sich auf den empirischen Nachweis hirnorganischer Prozesse unter dem Aspekt der Willensfreiheit richteten. Das Experiment von Kornhuber/Deecke gilt als das erste in dieser Reihe. Dabei ging es um den Zusammenhang zwischen willkürlichen Hand- und Fußbewegungen und Hirnaktivitäten, die mit einem EEG in Bereichen gemessen wurden, die für motorische Prozesse zuständig sind (1965). Die Probanden bekamen den Auftrag, zum Beispiel eine Taste zu drücken. Im Ergebnis wurde eine zeitliche Differenz zwischen der Hirnaktivität und dem Drücken der Taste festgestellt. Es ergab sich im Durchschnitt, dass ca. 1 Sekunde vor dem Tastendruck bereits eine Hirnaktivität gemessen wurde. Das Problem besteht nun darin, zu erklären, was in diesem doch ziemlich langen Zeitraum passiert. Ganz sicher dauert es nicht eine Sekunde, bis der Entschluss, eine Bewegung auszuführen, umgesetzt wird. Praktisch betrachtet würden wir uns ansonsten nur in Zeitlupe bewegen können. Kornhuber und Deecke sahen diese Zeitspanne als Entstehung

---

[10] Grundsätzlich ist dabei zu beachten, dass diese Diskussion besonders zugespitzt in Deutschland geführt wurde und wird. Während die Initiatoren der einschlägigen Experimente detailliert gegen eine Interpretation der Nichtexistenz des freien Willens argumentieren scheint es, dass der diesen Argumenten widersprechende Neurodeterminismus wohl Teil einer interessenbestimmten Diskursabsicht ist.

eines Bereitschaftspotentials an. Daran hat zwölf Jahre später der Neuro-physiologe Libet eine Reihe von Experimenten angeschlossen und die Ergebnisse von Kornhuber/Deecke repliziert. Darüber hinaus interessierte ihn aber, zu welchem Zeitpunkt der willentliche Entschluss zum Tastendruck auftritt[11]. Seinen Ergebnissen zufolge trat der willentliche Entschluss zu einer Bewegung erst eine halbe Sekunde, nachdem sich das Bereitschaftspotential aktivierte, auf, also kurz vor der Handlung. Libet interpretierte dies als einen Prozess, demzufolge in Kenntnis der Aufgabe zunächst das Bereitschaftspotential entsteht und danach das Bewusstsein eine Art „Vetorecht" ausübt, also entscheidet, ob tatsächlich die Taste gedrückt werden soll oder nicht.

Dementgegen scheinen diese Experimente aber für einige Vertreter sehr verschiedener Wissenschaftsdisziplinen ein Beweis dafür zu sein, dass nicht unser Bewusstsein, sondern unbewusste Prozesse über die Ausführung einer Handlung bestimmen und das Bewusstsein der Entscheidung über diese Handlung lediglich eine Illusion sei. Das Gehirn denkt und entscheidet und nicht ein immaterielles Bewusstsein. Es ist überhaupt keine Frage, dass durch sehr komplexe und komplizierte Hirnaktivitäten dem bewussten Ich Material für Entscheidungen bereitgestellt wird. Die Entscheidung selbst aber findet durch das Ich statt, so zum Beispiel wenn eine Handlung unter dem Risiko antizipierter Folgen geplant wird. Dabei spielen vor allem Emotionen eine besondere Rolle. Ihre Aktivierung versetzt uns nicht immer in die Lage, rational zu entscheiden, aber da auch Emotionen aus Lernprozessen folgen, müssen sie mit diesen Lernprozessen in Beziehung gesetzt werden. Vom Beginn unseres Lebens an setzen Lernprozesse ein, die von Emotionen begleitet sind. Die Abspeicherung solcher Assoziationen (von Objekt und Emotion) kann man als eine zunehmende Ausbildung von Routinen verstehen, die uns in der Alltagsbewältigung als Werkzeuge zur Verfügung stehen (Mühler 2008, Abschnitt 3.3). Darauf werden wir zurückkommen.

Inzwischen sind eine Reihe von Argumenten ausgearbeitet, welche die zeitliche Lücke zwischen Hirnaktivität und Handlungsausführung zu erklären helfen, ohne den Menschen zu entmündigen[12] (Kriz/Deecke 2007). Die

---

[11] Libet setzte dafür eine sehr exakt messende Uhr ein. Die Versuchsperson sollte auf diese Uhr sehen und dem Versuchsleiter berichten, zu welchem Zeitpunkt sie den Entschluss zum Tastendruck fasste.

[12] Kaum zu übersehen ist, dass diese Ergebnisse auch in den Kontext von Freuds Annahmen zum Unbewussten gestellt werden können und damit für die empirischen Befunde ein ausgezeichneter theoretischer Apparat zur Verfügung steht, der durchaus auch eine deutlich anspruchsvollere Grundlage abgibt, als rein empiristische Vermutungen. Die Bedeutung des Unbewussten bei Freud kann erst im Zusammenhang mit dem Bewussten verstanden werden

Willensfreiheit ist selbstverständlich nicht als Absolutum zu begreifen, sondern im Rahmen kognitiv gelernter Einsichten in Möglichkeiten und Notwendigkeiten. Es geht immer um Willensfreiheit in einem kulturell und durch die Biographie entstandenen Entscheidungsrahmen.

Die Modernisierung der Idee vom biologisch determinierten Menschen
Auch eine weitere Idee läuft in die eben skizzierte Richtung einer Minimierung menschlicher Entscheidungs- und Gestaltungsfähigkeit. Bereits in den 1990er Jahren hatten Diskussionen die Publizistik und Feuilletons erreicht, wonach Gene unser Verhalten und Denken steuern. Mit sehr einfachen, aber einprägsamen Figuren kam ein Bild vom Gen in den Alltagsverstand, welches als eine Art Subjekt den Menschen beherrscht und vorbestimmt. Letztlich ist aus dieser Perspektive unser ganzes Tun, das Schicksal eines Menschen, die Folge seiner Gene: vom Zahnbelag und Haarausfall bis hin zu Bildungserfolg und sozialem Status, all dies schien aus seinen Genen[13] erklärbar. Maßgeblich beteiligt am theoretischen Fundament dieser Idee des gengesteuerten Menschen ist Richard Dawkins Arbeit: „Das egoistische Gen". In diesem Zusammenhang entstand die publizistisch wirksame Metapher von der Körpermaschine Mensch. Bemerkenswert ist die öffentliche Beachtung, welche diese Idee erhalten hat, wenn man bedenkt, dass es nicht einen einzigen empirischen Nachweis für einen Zusammenhang zwischen einem bestimmten Gen und einem bestimmten Verhalten gibt und wahrscheinlich auch nicht geben wird. Denn Gene sind weder Subjekte, noch lassen sie sich „Individualisieren"[14]. Gleichwohl scheint damit aber ein generelles Bedürfnis bedient zu werden, nämlich jenes nach Reduzierung von Komplexität. Die Reduktion komplizierter biologischer, psychischer und sozialer Prozesse auf die populärwissenschaftlich-publizistische Konstruktion des Gens kommt diesem Bedürfnis ohne jeden Zweifel nach und erklärt auch die Karriere einer solchen Vorstellung im öffentlichen Bewusstsein.

Eine weitere Debatte ist in diesem Zusammenhang hinsichtlich der Moral entstanden. Hierbei geht es um die Annahme, der Mensch verfüge über ei-

---

und den komplizierten Mechanismen, in denen das Unbewusste und das Bewusste in Beziehung zueinander treten.

[13] Auf die Spitze getrieben wurde dies in den 1990er Jahren zuerst von Murrey und Herrnstein in „The Bell Curve" (1994). Darin geht es schlicht um die Ansicht der Vererbbarkeit von Intelligenz, das heißt, deren Vorbestimmtheit durch nahezu ausschließlich die Gene eines Menschen. Dies wiederum führt ihrer Meinung nach in einer Gesellschaft, die durch schrankenlose soziale Mobilität und durch Leistung bestimmt sei, dazu, dass der soziale Status, die Schichtzugehörigkeit eine Folge angewandter Intelligenz ist.

[14] Die Vorstellung vom einzelnen Gen, das aus sich heraus ein bestimmtes Verhalten bewirkt, kann man als eine publizistische Fiktion bezeichnen.

nen angeborenen Moralsinn. Der Begründer der Soziobiologie, Edward Wilson, vermutet sogar, dass Religiosität angeboren sei (1989). Bezüglich einer angeborenen Moral hat eine standardisierte Befragung Berühmtheit erlangt, welche zwei zu beurteilende Szenen enthält, die auf einem moralischen Dilemma beruhen. Im Kern geht es darum, ein Menschleben zu opfern, um fünf Menschenleben zu retten. Dabei tritt eine replizierbare Stabilität in den Antwortverteilungen auf, wonach die Entscheidung zugunsten der fünf Menschenleben eintritt, wenn kein direkter Kontakt zur Tötung des einzelnen Menschen erforderlich ist (er wird per Knopfdruck getötet). Demgegenüber entscheiden sich nur sehr wenige Probanden für die Antwortmöglichkeit in der zweiten Situation, in der mit eigenen Händen die Tötung des einen Menschen auszuführen wäre. Wird diese Befragung mit hirngeschädigten Probanden durchgeführt, dann entsteht diese Differenz nicht. Dies gilt als Beleg dafür, dass unabhängig von kulturellen und sozialen Bedingungen „gesunde" Menschen über gleiche moralische Grundsätze verfügen[15].

Dass es eine artbezogene Tötungshemmung gibt, ist nicht bestreitbar. Dass sie evolutionsbedingt funktional ist, ebenfalls nicht. Allerdings wird dabei die Relativität dieser Hemmung schlicht ausgeblendet, das heißt, die Fähigkeit des Menschen, sich darüber hinwegzusetzen. Das ist letztlich selbstevident. So bemerkte Sigmund Freud in einem Aufsatz, die Geschichte der Menschheit sei eine Geschichte von Kriegen (1985 [1915]). Verwiesen sei auch auf das Milgram-Experiment, in dem nachgewiesen wurde, dass sich moralische Verantwortung in hierarchischen Organisationen der Tendenz nach entindividualisiert. So wurden fremden Menschen aus nichtigen Gründen scheinbare Stromstöße von bis zu über 400 Volt gegeben, wenn eine Autorität (Versuchsleiter) sie dazu veranlasste (Milgram 1990, bes. Kapitel 5). Damit gelang der Nachweis, dass soziale Bedingungen, in denen Autorität auftritt, die individuelle Verantwortlichkeit für eigene Handlungen stark reduzieren können. Wozu führt diese Annahme von einer angeborenen Moral, die zugleich das menschliche interessengeleitete Handeln als Quelle der Moral ausschließt?

---

[15] Auch der Ort der Moral im Gehirn ist inzwischen ermittelt, wozu erstmals eine empirische Begebenheit (1848) Anlass gab nachzudenken, der Gage-Unfall (Phineas Gage). Bei diesem Unfall wurde das Hirn eines Gleisarbeiters von einer Eisenstange durchbohrt. Durch diese Verletzung veränderte sich seine Persönlichkeit zu einem empfindungslosen (unmoralischen) Menschen. Hier wird unter der Hand eine Gleichsetzung vorgenommen. Dass es einen Speicherort für Moral gibt wird damit gleichgesetzt, dass bei Geburt in diesem Hirnareal bereits Inhalte vorhanden sind beziehungsweise das Potential dazu bereitsteht. Die Fähigkeit bestimmte Inhalte im Laufe von Lernvorgängen zu internalisieren, ist aber noch keine Vorbestimmung für die Inhalte selbst.

Die Gemeinsamkeit der verschiedenen hier skizzierten Diskussionsstränge besteht in einer mehr oder weniger direkt vorgetragenen Entmündigung der Entscheidungsfähigkeit des Menschen zugunsten einer fatalistischen Konstruktion seines Daseins. Hatte sich in Folge der europäischen Aufklärung ein Bild vom freien, sich selbst hervorbringenden Menschen herausgebildet, der die vielfältigen Institutionen (Recht, Religion, Staat) zunehmend als Folge seines Tuns zu begreifen imstande ist, so wird nun wieder, wie jahrtausendelang zuvor, das Bild eines seinem Schicksal ausgelieferten Menschen gezeichnet. Ein solcher Fatalismus enthebt den Menschen schließlich jeglicher Verantwortung für sein Tun. Dies verweist auf eine grundsätzliche Streitfrage in der Rechtswissenschaft: Ist zum Beispiel ein Mörder für seine Tat verantwortlich? Rechtswissenschaft und Kriminologie sind von dieser aktuellen Diskussion unmittelbar betroffen. Der Neurowissenschaftler Markowitsch vertritt zum Beispiel prononciert die These, der Mensch habe keinen freien Willen (2009). Neben der juristischen Schuldfähigkeit, welche voraussetzt, dass Individuen zwischen Alternativen entscheiden können, ist in diesem Kontext auch das Bild vom gefährlichen Menschen neu entstanden. Die Figur des geborenen Verbrechers, welche als Ideengut des 19. Jahrhunderts (Lombroso) galt, wird durch eine bestimmte Interpretation neurowissenschaftlicher und soziobiologischer Forschungen wiederbelebt. Sowohl Annahmen zur Wirkung von Genen als auch die Beobachtung hirnorganischer Prozesse scheinen auf die Ausformung eines neuen/alten Bildes vom Menschen hinzuweisen. Unter der Bezeichnung Lebenswissenschaften sind einzelwissenschaftliche Disziplinen zu einem Programm verbunden, mit dem am Nachweis einer biochemischen Determination des Menschen gearbeitet wird. Wenn es den geborenen Verbrecher wieder gibt, dann ist dies auch bedeutsam für die Betrachtung von Abhängigkeit. Ist damit zu rechnen, dass es nun auch wieder den geborenen Alkoholiker geben wird? Dies würde durchaus in den skizzierten Gesamtrahmen passen. Es folgen aber auch Forschungsergebnisse aus den modernen Neurowissenschaften, welche diesen Auffassungen deutlich entgegenstehen. Wir wollen uns deshalb nun mit einigen dieser Ergebnisse beschäftigen, welche auch klassische Grundannahmen der behavioristischen Lerntheorie stützen und danach Schlussfolgerungen ziehen, die Therapieeffekte bei CMA zum Gegenstand haben.

1.2.2 Abhängigkeit als Lernvorgang

Der Erwerb von Präferenzen – das klassische Konditionieren[16]

Die behavioristische Lerntheorie ist der klassische Gegenspieler zur Auffassung der biologischen Determination des Menschen. Der Auffassung des geborenen Alkoholikers steht also ein Bild der gelernten Abhängigkeit gegenüber. Zunächst wollen wir auf einige theoretische Grundannahmen der behavioristischen Lerntheorie hinweisen. Mit dem Behaviorismus verbinden sich Namen wie Pawlow, Watson, Skinner und Thorndike. Watson versuchte Anfang des 20. Jahrhunderts die programmatische Vorstellung von einer neuen Psychologie, die ohne Introspektion auskommt, in der Fachwelt zu verbreiten. Verhalten, tierisches wie menschliches, sollte allein aus den empirisch beobachtbaren Fakten des Zusammenhangs von Reiz und Reaktion erklärt werden. Das Albert-Experiment, in dem ein Elfmonate altes Kind als Versuchsperson diente, zeugt auch von einem gewissen rigorosen Sendungsbewusstsein, mit dem er die Welt von der Richtigkeit seiner Theorie und insbesondere der Existenz allgemeiner Lerngesetze, überzeugen wollte (Watson 1997). Watson gelang es, bei dem kleinen Albert einen Angstreiz gegenüber einer Ratte, mit der das Kind zuvor gespielt hatte und später gegenüber allem Pelzigen, zu konditionieren. Darauf folgend wurde dieser Angstreiz über gestufte Konditionierungen wieder gelöscht. Die Grundidee Watsons bestand darin, dass der Mensch Anpassungsprozesse an seine Umwelt meistert, indem er auf bestimmte Reize dieser Umwelt zu reagieren lernt. Geradezu genial ist seine, lange Zeit nicht gebührend beachtete Entdeckung der zentralen Bedeutung von Emotionen für das menschliche Verhalten. Über die Kontrolle von Reizen sollte es gelingen, das menschliche Verhalten zu beeinflussen, indem erwünschte Lernprozesse in Gang gesetzt werden. Aus diesem Grundverständnis heraus betrachteten sich diese frühen Behavioristen mit einem gewissen Stolz und Anspruch als Verhaltensingenieure[17].

Die Ausbildung einer individuellen Präferenzordnung ist ein lebenslanger Prozess, in dem positive oder negative Bewertungen zuvor neutraler Objekte entstehen, das heißt, es bildet sich eine positive oder negative Emotion zu

---

[16] Zur Einführung in behavioristische Lerntheorien sind zum Beispiel Mazur (2006), Correll (1978) und Zimbardo (2004) empfehlenswert.

[17] Dabei ging es Watson nicht nur um Laborexperimente. In den 1930er Jahren soll er an einem Projekt zur Massenkonditionierung gearbeitet haben, um das Kriminalitätsproblem Chicagos zu lösen. Die gezielte Anwendung assoziativen Lernens auf tertiäre Kriminalprävention hat Stanley Kubrick, basierend auf dem Roman von Anthony Burgess, in „Clockwork Orange" meisterhaft in Szene gesetzt.

einem Objekt aus, deren Intensität den Platz in der Präferenzordnung eines Menschen und sein Verhältnis zur Umwelt bestimmt.

Es lassen sich in diesem Prozess, wie schon von Pawlow in seinem Experiment mit Hunden entdeckt und später von Watson im skizzierten Albert-Experiment differenziert ausgearbeitet, unbedingte (immer schon vorhandene) und bedingte Reaktionen auf ein Objekt unterscheiden. Die immer schon vorhandenen primären Verstärker sind elementar und haben etwas mit den Grundbedürfnissen und -sicherungen eines Menschen zu tun. Es ist schwer herauszufinden, welche dies genau sind. Denn im Prinzip setzen Lernvorgänge bereits pränatal ein, sodass, wird dies nicht beachtet, die Annahme, es handle sich um evolutionär erworbene Verstärker, naheliegen kann. Nicht dass wir dies ausschließen wollen, aber es sollte nicht voreilig geschehen. Jene in der vorsprachlichen Zeit erlernten Assoziationen verschließen sich dem bewussten Denken, das auf sprachlichen Zeichen basiert, weshalb sie zwar erworben sind, der empirische Nachweis des Erworbenseins aber kaum möglich ist. Es ist deshalb ratsamer, von evolutionär erworbenen Optionen zu sprechen, über deren Eintreten die tatsächliche Lebenspraxis entscheidet. Darüber hinaus gelten einige elementare Angst- und Ekelreaktionen als sehr wahrscheinlich evolutionär entstanden. Dabei spielen Überlegungen zum Überleben und Anpassung eine zentrale Rolle. Die Entscheidung zwischen Flucht, Anpassung, Abwehr oder Unterwerfung erfordert ein gewisses Tempo, an das Angstreaktionen gebunden sind, ebenso wie die Emotion Ekel bei der Nahrungsaufnahme eine sehr bedeutsame Rolle spielt (Vaitl/Schiene/Stark 2004, S. 158 ff.; Rüegg 2006, S. 125 ff.; Scheve 2009, S. 82 ff.). Der Geruch verdorbener Nahrung oder der Tastreiz, der von etwas Glitschigem ausgeht, sind möglicherweise grundlegende Reize, die als Primärverstärker anzusehen sind. An diese primären Reaktionen lagern sich später gelernte Reaktionen an. Diese werden als Sekundärverstärker bezeichnet. Man kann davon ausgehen, dass das mit der Geburt existierende Set an Primärverstärkern im Laufe des Lebens, in Abhängigkeit konkreter Umstände, durch immer mehr gelernte Reize entscheidend erweitert wird, sodass eine mehr oder weniger perfekte Anpassung an die Reizstruktur einer bestimmten Umwelt gelingt. Watson führte bereits den empirischen Nachweis, dass der gelernte sekundäre Angstreiz sich im Laufe des Experiments vom Primärreiz abkoppelt und zu einem eigenständigen Reiz wandelt. Das bedeutet, dass die Vielzahl gelernter Reize später eigenständig Reaktionen auslöst. Auf diese Weise entsteht eine Präferenzordnung, das heißt, Objekte oder Handlungen werden in eine relativ stabile Reihenfolge gebracht, je nachdem wie positiv oder wie negativ die emotionale Assoziation mit diesen Objekten sind. Diese Einschätzung, dass Menschen Objekte in ihrer Umwelt sowie Handlungen in eine Art Hierarchie des Angenehmen oder Unangenehmen ordnen, bildet den Kern des Erwerbs von Präferenzen. Beispiele für die Kontingenz dieses Vorgangs, das heißt, den Grad an Zufälligkeit der sich ausbildenden Assoziationen, ist die überaus große individuelle Varianz von Präferenzen der Nahrungsaufnahme oder der Sexualität. In diesen Lebenszusammenhängen wird die Plastizität und Offenheit menschlicher Orientierungen und ihres Verhaltens besonders deutlich. Es gibt wohl nichts Organisches, was nicht von einem Teil der Menschheit mit Genuss verzehrt wird. Während die einen „Gänsehaut" bekommen, läuft den anderen „das Wasser im Munde zusammen", man denke nur an geröstete Spinnen, rohe Ochsenaugen oder das Hirn von Tieren. Hinsichtlich sexueller Präferenzen sind die einen nicht einmal in der Lage sich vorzustellen, was anderen als Lustquelle dient. Hier greift noch heute, wie von Anbeginn sozialer Ordnung, der Gesetzgeber ein, um die Varianz zu verringern.

Ein solcher Vorgang, in dem Objekte und Handeln mit Emotionen assoziiert werden, welche dann das Handeln aktivieren, wird auch seit längerem als Grundprozess der Internalisierung von Normen und Werten in Sozialisationstheorien angesehen. Talcott Parsons, dessen strukturfunktionalistische Theorie das soziologische Denken in den 1950er und 1960er Jahren maßgeblich beeinflusste, ging davon aus, dass Sozialisation auf die Ausbildung von Assoziationen zwischen geltenden Normen und positiven Emotionen hinausläuft. Bei einer gelungenen Internalisierung wirken Normen selbstbelohnend, weil deren Befolgung ein angenehmes Gefühl auslöst, so wie die Übertretung einer Norm, sofern diese in das eigene Überzeugungssystem eingegangen ist, Gefühle des Unbehagens verursacht (Parsons 1999).

Die Reaktion auf Belohnungen – das instrumentelle Lernen
Die später entstandene behavioristische Theorie des instrumentellen Lernens (oder operanten Konditionierens) berücksichtigt dagegen mehr die Aktivität der Organismen beziehungsweise des Menschen. Zu Unrecht werden von Kritikern beide Theorien als identisch behandelt. Die entscheidende Modifikation entsteht mit Thorndikes Formulierung des Gesetzes des Effekts (vgl. Hofstätter 1981, S. 209). Aus Experimenten mit Katzen entdeckte er die Verhaltensregelmäßigkeit, dass lebende Organismen auf die Konsequenzen ihres Verhaltens reagieren. Lernen ist demnach die Ausbildung von Assoziationen eines bestimmten Verhaltens mit der Konsequenz dieses Verhaltens und zwar, ob diese *Konsequenz* positiv oder negativ bewertet wird. Dadurch wird es auch möglich, Organismen als aktiv aufzufassen. Von einer Grundaktivität in ihrem Verhalten (irgendetwas tun, statt auf Reize zu warten) ausgehend, werden sie mit den Konsequenzen dieses Tuns unweigerlich konfrontiert. Werden diese Konsequenzen negativ bewertet,

wird das Verhalten möglichst gemieden. Eine positive Bewertung dagegen fördert (verstärkt) dieses Verhalten. Dabei wird deutlich, dass wiederum Emotionen im Spiel sein müssen, die eine Bewertung der Konsequenzen vermitteln. Gemeinsam zwischen beiden Lernformen (dem klassischen Konditionieren und dem instrumentellen Lernen) ist also die Ausbildung von Assoziationen. Emotionen haben dabei aber unterschiedliche Funktionen. Homans hat aufbauend auf Skinners Experimentergebnissen zum systematischen Reagieren auf Verhaltenskonsequenzen prüfbare Hypothesen ausgearbeitet (Homans 1972). Darauf aufbauend unternahm er den Versuch, eine soziale Austauschtheorie zu formulieren, welche die Entstehung von Normen auf der Grundlage des Austauschs von Belohnungen und Bestrafungen zwischen interagierenden Menschen begreift.

Beide theoretischen Ansätze, das klassische Konditionieren und das instrumentelle Lernen, bilden die Grundformen des Behaviorismus, der durch Ergebnisse neurowissenschaftlicher Forschungen auch für die Erklärung des Entstehens von Abhängigkeit sowie des Therapierens an Bedeutung gewonnen hat. Drei Aspekte spielen dabei eine besondere Rolle:

Erstens reagieren Organismen, einschließlich der Mensch, auf Belohnungen und Bestrafungen, das heißt auf die belohnenden oder bestrafenden Konsequenzen, die von einem Objekt oder ihrem Verhalten ausgehen.

Zweitens treten dabei Emotionen auf. Belohnung oder Bestrafung werden mit unterschiedlicher Intensität von angenehmen oder unangenehmen Emotionen begleitet.

Drittens werden diese Konsequenzen und die mit ihnen auftretenden Emotionen als Assoziationen gespeichert, wodurch sie in zunehmendem Maße das Verhalten beeinflussen.

Esser hat die beiden behavioristischen Lerntheorien als Theorien über zwei Lernmechanismen bezeichnet und damit auch ein modernes Verständnis dieser Theorien ermöglicht. Demnach geht es im ersten Mechanismus um den Erwerb von Präferenzen und Bewertungen und im zweiten Mechanismus um die Entstehung von Erwartungen, in deren Zusammenhang sich (kausale) Alltagstheorien ausbilden (Esser 1999, S. 362 ff.). Letzteres bezeichnet unsere Lebenserfahrung, in der die Bewertungen von Verhaltenskonsequenzen mehr oder weniger systematisch aufbewahrt werden und dazu verhelfen, den Verlauf von vertrauten Situationen, in denen wir uns befinden, im Sinne eines kausalen Ablaufs (wenn X auftritt, dann hat dies Y zur Folge) vorherzusagen. Das bedeutet, dass wir unser Verhalten mit bestimmten Erwartungen verbinden.

Wir wollen nun auf die Anwendung dieser Annahmen im Zusammenhang mit Ergebnissen der Neurowissenschaften auf das Problem der Abhängigkeit näher eingehen.

Bestätigung und Erweiterung behavioristischer Annahmen durch neurowissenschaftliche Forschungsergebnisse

Das Selbstverständnis des Menschen als einem rational urteilenden Wesen wird keineswegs dadurch negiert, dass im letzten Jahrzehnt zahlreiche neurowissenschaftliche Erkenntnisse zu einer Neubewertung von Emotionen geführt haben. Galten Emotionen in Wissenschaft wie im Alltagsdenken, die Behavioristen sind natürlich ausgenommen, als ein Zeichen von Schwäche und Irrationalität schlechthin, so hat sich dieses Verständnis grundlegend gewandelt. Emotionen haben eine bedeutsame Steuerungsfunktion, die als Ergänzung, aber auch als Konkurrenz zur rationalen, bewussten Entscheidung für ein Verhalten angesehen werden kann (Spitzer 2002, S. 165 ff.).

Bestätigungen hat die behavioristische Lerntheorie darin bekommen, dass Lernen, neben anderen Formen, als verhaltenswirksame Speicherung von Assoziationen geschieht und dabei Emotionen eine bedeutende Rolle spielen. Ebenso bedeutsam sind Belohnungen. Worin das Kriterium von Belohnungen besteht, hatten die Behavioristen, die auf Introspektion verzichten wollten, nicht näher bestimmen können. Belohnend ist das, worauf Organismen positiv reagieren. Die technischen Möglichkeiten, welche den Neurowissenschaften heute zur Verfügung stehen, erlauben tiefer in die Organisation neuronaler Prozesse vorzudringen und damit auch genauer bestimmen zu können, wonach sich das Verständnis von Belohnung richtet.

In der Gegenwart wird nun von einem Belohnungs*mechanismus* gesprochen. Worin besteht dieser Mechanismus?

Zunächst ist festzuhalten, dass das Belohnungsempfinden auf biochemischen Prozessen basiert. Das bedeutet nicht, dass es durch diese etwa determiniert wird, sondern dass der Mechanismus als Moment der Verlässlichkeit und Gleichförmigkeit eines Prozesses biochemisch abgesichert ist. Der Neurotransmitter Dopamin weist dabei eine zentrale Bedeutung auf. Von den vier bisher nachgewiesenen Funktionen des Dopamins (vgl. Spitzer 2002, S. 177) sind hier Belohnung und Motivation von Interesse[18]. Damit stellen sich zwei Fragen: Was bewirkt Dopamin?

---

[18] Die folgenden Ausführungen sind an Spitzer (2002) angelehnt. Ebenso können Scheve (2009) oder Rüegg (2006) herangezogen werden.

Zu den Erstaunlichkeiten der Entdeckung des Dopamin gehört, dass es der Auslösung von Neuronen dienen kann, die endogene Opioide herstellen. Die belohnende Wirkung besteht also in einem maßvollen Rausch beziehungsweise angenehmen Emotionen. Mit anderen Worten heißt das, dass unser Hirn in bestimmten Situationen Opium ausschüttet, das uns in einen angenehmen emotionalen Zustand versetzt.

Das wiederum führt zu einer zweiten Frage, nämlich, wann dies geschieht beziehungsweise ob es bestimmte Bedingungen sind, die diesen Prozess auslösen.

Hier nun kommt die Generierung von Erwartungen, die unserem Handeln vorausgehen, ins Spiel. Um es nochmals zu betonen: In unserem Alltag entstehen Handlungsroutinen. Erfolgreiche Handlungen, also jene Handlungen, mit denen wir eine bestimmte Absicht erfüllen, werden in gleichen oder ähnlichen Situationen wiederholt. Es entstehen demnach Handlungsgleichmäßigkeiten (Routinen) und Erwartungen, denen zufolge die Handlungskonsequenzen antizipiert werden. Dies kann auch als eine Habitualisierung beschrieben werden, derzufolge ein bestimmtes gewohntes Handeln ab einer bestimmten Anzahl an Wiederholungen automatisch abläuft.

Aufmerksamkeit als der Gegensatz zur Routine beziehungsweise Habitualisierung entsteht dadurch, dass entweder etwas Neues auftritt oder die Handlungskonsequenz besser als die Erwartung ist. Dopamin gilt deshalb als Substanz des Erkundungsverhaltens. Lernen tritt also immer dann auf, wenn etwas Unerwartetes oder besser als Erwartetes durch ein Verhalten auftritt. Es ist also ein Mechanismus, der Offenheit und Neugier menschlichen Verhaltens fördert. Diese Offenheit ist die Grundlage des Lernens, also ein Vorgang, demzufolge Routinen in Frage gestellt oder erweitert werden können. Biochemische Prozesse unterstützen ein lernendes Verhalten, indem unerwartet positive Konsequenzen belohnt und als Assoziation mit einem positiven Gefühl abgespeichert werden. Damit verbindet sich auch die Einsicht, derzufolge Belohnung und Bestrafung nicht auf den gleichen organischen Prozessen beruhen. Im Zusammenhang mit Furchtkonditionierung erhält insbesondere die Amygdala besondere Aufmerksamkeit und damit Prozesse der Furchtbildung, die unbewusst ablaufen. Darauf kann hier jedoch nicht weiter eingegangen werden[19].

Um es nochmals zu betonen: Es handelt sich um einen *Mechanismus* des Lernens, der zu unseren organischen Grundlagen zählt. Anders ausgedrückt: Lernen muss man nicht lernen, sondern dieser Mechanismus begleitet stets unser Handeln. Damit wird zugleich deutlich, dass dadurch nicht die *Inhalte*

---

[19] Siehe zum Beispiel Le Doux (2001).

des Lernens oder die Richtung des Lernens vorbestimmt sind. Aufgrund seiner Offenheit wird die Richtung des Lernens durch die Interessen, den Willen des Menschen maßgeblich beeinflusst. Der Spaß am Lernen aber ist fest in uns verankert. Das Umschalten zwischen Routine und Lernen, zwischen einem *emotionalen Autopiloten* und w*illkürlicher Steuerung* des Verhaltens, wie dies LeDoux (1998, S. 188) ausdrückte, ist ein großer Evolutionsvorteil des Menschen, der ebenso viele Chancen wie Risiken birgt, weil er Sicherheiten selbst herstellen muss.

Zwei für die Therapie von Abhängigkeit bedeutsame Ergebnisse
Zum *Ersten* kann man Abhängigkeit mit dem Mechanismus des Lernens verstehen. Emrich/Schneider bemerken dazu, dass man süchtiges Verhalten nur vor dem Hintergrund einer Theorie der pleasurable states (angenehmer Emotionszustände) verstehen kann (Emrich/Schneider 2006, S. 9). Es geht also darum, das Streben von Abhängigen als Streben nach solchen emotional angenehmen Zuständen anzusehen. Dieses Streben ist in den Lernmechanismus, der Menschen für Neugier und Neues auf der Grundlage der Aktivierung endogener Opioide offen macht, eingebettet. Der Mechanismus, der erfolgreiche Verhaltensweisen endogen belohnt, damit sie künftig wiederholt werden, kann von Drogen faktisch gekapert werden. Sie sind psychoaktiv und führen zu bestimmten Reaktionen des Zentralen Nervensystems[20]. Damit lösen sie selbst einen emotional angenehmen Zustand aus, indem sie direkt oder indirekt zu einer verstärkten Dopaminausschüttung führen. Ein Mechanismus also, der darauf ausgerichtet ist, für die Person erfolgreiches Handeln zu festigen, sodass es wegen der endogenen Belohnung wiederholt wird, kann auch durch die Einnahme von psychotropen Substanzen, das heißt, ohne soziales, existenzsicherndes Handeln erreicht werden. Es sind heute jene Hirnregionen weitestgehend bekannt, auf die bestimmte Drogen wie Alkohol, Nikotin oder Cocain wirken und die Dopaminausschüttung aktivieren. Durch diesen Prozess kommt es zu hirnorganischen Veränderungen wie einer wachsenden Zahl von Rezeptoren, die die ausgelösten Botenstoffe aufnehmen können. So stellen Prizel/Brand/ Markowitsch fest, dass eine solche dopaminerge Transmission vermutlich ein wichtiges neuronales Korrelat von Verstärkungsmechanismen und Belohnungsgefühlen darstellt (Pritzel/Brand/Markowitsch 2003, S. 483). Zudem lässt sich ein differentes Suchtpotential der Drogen feststellen, das den Umfang und das Tempo, mit dem die dopaminerge Projektion verstärkt wird, bestimmt (ebenda).

---

[20] Zur Wirkung siehe zum Beispiel Pritzel/Brand/Markowitsch (2003, S. 481 ff.).

Zum *Zweiten* ist das Verhältnis Lernen und Gedächtnis im Zusammenhang mit Abhängigkeit von Interesse. Kompatibel mit der behavioristischen Lerntheorie ist die Annahme, dass, wenn keine Belohnung mehr erfolgt, das gelernte Verhalten allmählich verschwindet. Dies wird als Extinktion (Löschung) bezeichnet. Daraus entnahm man, dass das durch einen bestimmten Reiz verstärkte (gelernte) Verhalten verschwindet, so als hätte es dieses Verhalten nie gegeben, wenn eine bestimmte Zeit keine Belohnung erfolgt. Im Prinzip lieferte die Lerntheorie damit auch die Vorstellung über einen Mechanismus des Verlernens.

Es regten sich aber auch Zweifel an dieser Einschätzung. Im Zusammenhang mit der Untersuchung der Wirkung unregelmäßiger Verstärkungen zeigte sich, dass ein sehr selten und unregelmäßig belohntes (verstärktes) Verhalten sehr lange ohne Verstärkung auskommt[21]. Dieses Verhalten wurde als löschungsresistent bezeichnet, obwohl noch immer davon ausgegangen wurde, dass es nur ungewöhnlich lange bis zur Extinktion benötigt.

Eine weitere Art von Experimenten erweiterte das Wissen über Lernprozesse. In den 1920er Jahren fand Blodgett in Labyrinthexperimenten mit Ratten heraus, dass auch diejenigen Ratten, die im Labyrinth nur herumliefen und nach einiger Zeit den Ausgang fanden, eine Kenntnis der Lage im Gedächtnis speicherten, obwohl sie nicht belohnt wurden. Später, als auch deren Verhalten durch Belohnung verstärkt wurde, zeigte sich, dass diese schneller lernten (von Anfang an geringere Zahl an Fehlern), als die sofort belohnten Ratten. Offensichtlich hatte ihr aktives Herumlaufen nebenbei zu einer Vorstellung vom Labyrinth geführt (latentes Lernen).

Beide Beobachtungen weisen darauf hin, dass Verhaltensspuren im Gedächtnis entstehen und es für eine Gesamtbeurteilung der Verhaltenssteuerung nicht ausreicht, nur das aktuelle Verhalten zu beobachten. Im Grunde existieren eine ganze Reihe von Verhaltensmustern in der kognitiven Welt einer Person, ohne dass ein entsprechendes Verhalten regelmäßig ausgeführt werden muss und vielleicht auch nur in sehr großen Abständen je ausgeführt wird.

Heute haben wir aufgrund moderner bildgebender Verfahren die Möglichkeit, dem Suchtgedächtnis auf die Spur zu kommen. Im Grunde besteht das Suchtgedächtnis aus der Speicherung eines belohnten Suchtverhaltensmusters. In diesem Zusammenhang zeigen moderne Forschungen, dass man zwei Kategorien von Personen zum Beispiel hinsichtlich ihres Trinkverhaltens unterscheiden muss: Vieltrinker und Abhängige. Auch wenn das Wis-

---

[21] Eine solche Verstärkung wird auch als intermittierende Verstärkung bezeichnet. Ausführlich behandelt in Opp (1972, Kapitel III) und Correll (1978).

sen um die konkreten Bedingungen, warum die einen abhängig werden und die anderen nicht und dies nicht unbedingt von der Trinkmenge abhängt, noch sehr unvollständig ist, zeigt sich Folgendes: Wenn eine Person abhängig geworden ist, dann bleibt auch bei Abstinenz das Belohnungsmuster der Sucht auf unbestimmte Zeit nicht nur im Gedächtnis, sondern auch aktiv[22]. So weiß man schon geraume Zeit an Hand des Cravings, dass bei längerer Abstinenz das Verlangen nach Alkohol oder anderen Drogen aktiv bleibt. Mit neueren Verfahren kann nun auch die entsprechende Stärke der Hirnaktivität beim Anblick zum Beispiel eines vollen Pilsnerglases nachgewiesen werden. Ähnliches wurde schon bei Nikotinabhängigen beobachtet. Hier spricht man auch nach 10 oder 15 Jahren Abstinenz noch von einer Rückfallgefahr. Es muss demnach festgestellt werden, dass es einen Teil „echter" Abhängiger gibt, also von Personen, deren Suchtgedächtnis, zumindest nach heutigem Wissensstand, sich nicht durch langjährige Abstinenz selbst löschen kann und auch nicht mit therapeutischen Mitteln gelöscht werden kann[23]. Das bedeutet, wie dies Kraft (2006) treffend bezeichnet, dass das Suchtgedächtnis nach Belohnung schreit.

Schlussfolgerungen

Zusammenfassend lässt sich feststellen, dass neurowissenschaftliche Ergebnisse keinen stichhaltigen Hinweis dafür liefern, dass der Mensch nicht über einen freien Willen (als Arrangement mit den gegebenen Bedingungen, in denen er lebt) verfügt. Wohl aber zeigt sich, dass der Mensch seinen freien Willen, das heißt, die Kontrolle über sein Verhalten verlieren kann. Vor dem Hintergrund einer Klassifizierung zwischen Vieltrinkern und Abhängigen sind CMA nur dann CMA, wenn Abhängigkeit attestiert wird, das heißt, chronisch geworden ist. Übersetzt in die geschilderten Ergebnisse neurowissenschaftlicher Forschungen heißt das, dass bei chronischer Abhängigkeit das Suchtgedächtnis von CMA auf unbestimmte Zeit aktiv bleibt. Daran kann auch langjährige Soziotherapie nichts ändern. So führt Therapie zwar dazu, dass der somatische und psychische Verfall gestoppt oder spürbar gemindert wird, dass gelernte Belohnungsmuster verschwindet damit aber nicht. Durch Therapie kann aber gelernt werden, mit ihm umzu-

---

[22] Vgl. Beispiele Abschnitt 1.1.2.

[23] Nur verwiesen sei auf neue experimentelle Forschungen, die auf der Idee der Rück- oder Umprägung des Belohnungsmechanismus basieren. So zum Beispiel durch Umkehrung des Lernprozesses (zum Beispiel Wolffgramm), wodurch Lust durch Qual (Erzeugung von Stress) ersetzt wird. Hier ergeben sich neue Hoffnungen, die nicht lediglich auf medikamentöser Dämpfung des aktiven Suchterlangens basieren, sondern über einen Lernprozess dazu führen könnten, dass eine emotional basierte Aversion zum Beispiel gegenüber Alkohol entsteht.

gehen, ohne zu Trinken. Um es mit LeDoux etwas metaphorisch auszudrücken (2001, S. 18), CMA haben einen emotionalen Autopiloten der Sucht im Kopf, den sie nicht loswerden können. Das hat zur Konsequenz, dass die Beurteilung ihrer Fähigkeit zur eigenständigen Lebensführung in erster Linie durch diesen primären Umstand bestimmt wird und alles andere, wie ein bestimmter Grad an körperlicher und geistiger Erholung, demgegenüber als sekundär bezeichnet werden kann. Aus diesen Befunden wird nun auch deutlich, dass eine chronische Erkrankung vorhanden ist, wenn Abhängigkeit im geschilderten Sinne vorliegt. Die hirnorganischen Veränderungen sowie die psychische Aktivität suchtaffiner Verhaltensmuster kann durch den Willen nicht beseitigt werden. Der Abhängige hat über das im Suchtgedächtnis enthaltene Belohnungsmuster keine Kontrolle. Der Wille aber kann unterstützt durch in der Therapie gelernte Techniken eine Beherrschung des Verhaltens durch das Suchtgedächtnis verhindern oder zumindest stark verringern. Die Differenzierung zwischen Vieltrinkern und Alkoholabhängigen ist auch deshalb besonders wichtig, um die Therapieziele, also das Erreichbare für CMA zu bestimmen. Daraus ergeben sich klare Grenzen: Auf absehbare Zeit ist auch nach der aktiven Therapie kein eigenständiges Leben in Abstinenz möglich.

1.2.3 Die Aktivität des Suchtgedächtnisses trotz Therapie – Erscheinungsformen im Therapiealltag

Auch in Kenntnis aller zum Suchtgedächtnis sehr differenzierter und zum Teil kontroverser Auffassungen sollte für die tägliche Arbeit in der Suchtkrankenbehandlung festgehalten werden, dass das Suchtgedächtnis existent bleibt – dies erklärt auch das Craving, unter welchem abstinent lebende Alkoholkranke zeitweise massiv leiden. Mit Hilfe der funktionellen Kernspintomographie durch Messung der Hirnaktivitäten ist gesichert, dass bei Alkoholkranken spezifische Aktivierungen im Bereich des Mantelkerns festzustellen sind, also jenen Hirnregionen, in welchen die regionale Reizverarbeitung erfolgt und die verantwortlich für das Verlangen nach Alkohol sind. Wir können daraus schließen, dass emotionale Aspekte der Sucht sich in Aktivierungen des Mantelkerns widerspiegeln. Selbst nach einem körperlichen Alkoholentzug ist das Gehirn noch nicht „entzogen", da durch den regelmäßigen Alkoholabusus das hirneigene Belohnungssystem zur Sucht erzogen wird. Dadurch werden die „normalen" biochemischen Prozesse im Gehirn blockiert und stören das fein austarierte Gleichgewicht. Je häufiger das Gehirn durch Dopamin mit Glücksgefühlen überschwemmt wird, desto massiver verankern sie sich im Gedächtnis. Das Gehirn verlangt immer mehr Alkohol für das erwünschte Glücksgefühl. Damit verändert sich die Persönlichkeitsstruktur des Betroffenen und sein Denken wird immer mehr eingeschränkt. Häufig langt beim Alkoholkranken ein Schlüsselreiz, um den aufgezeigten Automatismus im Belohnungszentrum zu starten. Bei CMA, deren Steuerungsfähigkeit auch aufgrund der vorhandenen Hirnatrophie weitgehend eingeschränkt ist, stößt der oben zitierte Schlüsselreiz nur auf geringe Widerstände. Der Alkoholkranke, der eine medizinische Rehabilitation absolviert, bekommt über eine psychotherapeutisch intendierte Verhaltenstherapie Instrumentarien an die Hand, um diesen Automatismus im Belohnungszentrum zu beherrschen. Für den *Chronisch Mehrfachgeschädigten Abhängigkeitskranken* liegt folglich das Augenmerk weniger auf verhaltenstherapeutischen Interventionen als mehr in einer klaren Tagesstruktur und einer permanenten „Kontrolle mit leichter Hand".

1.3 STRIKTE ABSTINENZ ALS UNVERZICHTBARE VORAUSSETZUNG FÜR DIE SICHERUNG ZURÜCKGEWONNENER PARTIELLER LEBENSFÄHIGKEIT VON CMA

Wie bekannt, neigen CMA, die sich in soziotherapeutischen Langzeiteinrichtungen befinden, sich im Rahmen des Möglichen erholt haben, glaubhaft abstinent leben, zur auffälligen Selbstüberschätzung. Die Erarbeitung eines neuen Lebensentwurfes gestaltet sich, wenn überhaupt, als sehr schwierig und endet im Allgemeinen mit dem Postulat des Betroffenen „Nie wieder rühre ich Alkohol an". Gleichzeitig wird von der sozialen Umwelt Anerkennung eingefordert und ein selbständiges Wohnen phantasiert. Dieses Nichtreflektieren des oben genannten Suchtgedächtnisses schlägt dann bei den Betroffenen Purzelbäume: „Man kann durchaus mit Alkohol in Berührung kommen, ohne eine Gefahr einzugehen.", „Es gibt genügend alkoholfreie Gefahren, die unterschätzt werden.", „Ein Rückfall wird nicht durch den Alkohol selbst ausgelöst, alkoholfreie Lebensmittel können wesentlich gefährlicher sein.".

Dieses Externalisieren der Suchterkrankung und des Suchtgedächtnisses kann mit CMA, wenn denn die Diagnose stimmt, in soziotherapeutischen Langzeiteinrichtungen nicht ausreichend bearbeitet werden. Für die praktische Handhabung dieser Problematik sehen wir das Wohnen in Außenwohngruppen als Mittel der Wahl. Hier können die Betroffenen relativ selbständig leben, sich in familienähnlichen Gruppen aufeinander einlassen, gemeinnützige Tätigkeiten ausführen, die ihnen die gewünschte soziale Anerkennung bringen, und somit unter der Hand einen neuen Lebensentwurf erleben.

Der Verein zur sozialen Rehabilitation von Abhängigkeitskranken (VRA) e.V. betreibt seit 2001 eine Außenwohngruppe mit 22 Plätzen. Während dieser Zeit sind 3 Alkoholrezidive bekannt geworden und 5 Entlassungen in eigenen Wohnraum erfolgt. Wie aus nachfolgendem Heimvertrag zu ersehen ist, wird den CMA damit die Möglichkeit gegeben, dauerhaft ein abstinentes und menschenwürdiges Leben führen zu können.

H E I M V E R T R A G
für die Außenwohngruppen des VRA e.v.

Auf der Grundlage des Gesetzes zur Regelung von Verträgen über Wohnraum mit Pflege- oder Betreuungsleistungen (Wohn- und Betreuungsvertragsgesetz – WBVG) vom 29. Juli 2009 in der jeweils geltenden Fassung und den zwischen den Leistungsträgern und Leistungserbringern abgeschlossenen Verträgen gemäß § 75 SGB XII im Rahmen des jeweils gültigen Rahmenvertrages wird

zwischen dem
*Verein zur sozialen Rehabilitation von Abhängigkeits-kranken (VRA) e.V.,
Leipzig*
als Träger der Außenwohngruppen
Haus Wachau, Bauernhofstraße 1, 04416 Markkleeberg / OT Wachau
vertreten durch die Geschäftsführung

nachstehend „AWG" genannt
und

Herr ....
bisher Bewohner der Einrichtung
O   *Haus am Park*
O   *Haus Güldengossa*

-      nachstehend „Bewohner" genannt –

gesetzlich vertreten durch .... (gesetzliche/r BetreuerIn)

( ) rechtliche/r BetreuerIn gemäß Beschluss/Betreuerausweis vom .....
Geschäftsnummer: ....

( ) Bevollmächtigte oder Bevollmächtigter gemäß Vollmacht
vom ....
mit den Betreuungsbereichen/Aufgabenkreisen ....

mit Wirkung vom . ... (Datum des Einzugs) auf unbestimmte Zeit, längstens jedoch bis zum Ablauf der Kostenzusage bei Heimbewohnern, die Leistungen nach dem SGB XII in Anspruch nehmen beziehungsweise längstens bis zur Dauer der tatsächlichen Anwesenheit in der Einrichtung dieser Vertrag geschlossen.

Der Träger überlässt dem Bewohner in den Außenwohngruppen *Haus Wachau* einen Platz in einem Einzelzimmer.

Das Zimmer hat / ist:
- eine Größe entsprechend der Heimmindestbauverordnung
- möbliert mit Waschbecken
- einen Fernseh- und Radioanschluss
- Sonstiges ....

Ausstattung pro Gruppe / gruppenübergreifend
- Gruppenküche / Aufenthaltsraum
- Raum mit Duschen / WC zur gemeinschaftlichen Nutzung

Zur Verfügung stehen weiterhin:
- Außengelände am Haus zur individuellen Nutzung, Grünanlagen, Terrasse
- Mehrzweckhalle
- Kleinspielfeld
- Computerkabinett
- Unterbringungsmöglichkeit für Fahrräder

Den Wünschen des Bewohners wird bei der Zimmergestaltung soweit entsprochen, wie nach den jeweiligen Gegebenheiten möglich. Der Bezug von Wasser, Strom und Heizung ist Bestandteil der Unterkunft.

Betreuungsangebote

Unsere Angebote verstehen sich als ganzheitliches Betreuungsangebot mit Ausrichtung am individuellen Bedarf unter Berücksichtigung einer suchtmittelfreien Einrichtung und der Sicherstellung einer zufriedenen Abstinenz. Gleichzeitig dienen alle Angebote der sozialen Entwicklung.

Wir bieten in allen Lebensbereichen flankierende Hilfen bei der Bewältigung aktueller und langfristiger Probleme an. Hierbei liegt unser Schwerpunkt auf Anleitung und Begleitung und nachrangig auf Erledigung.

Wir bieten unseren Bewohnern Kriseninterventions-, Gruppen- und Einzelgespräche. Schwerpunkte sind Rückfallvermeidung, emotionale Entlastung sowie die Aufarbeitung aktueller Problemlagen.

Begleitend helfen wir bei Aufbau und Erhalt einer externen Tagesstruktur.

Die Mitarbeiter der Außenwohngruppen sind für das Gros der inhaltlichen und organisatorischen Belange innerhalb der Einrichtung zuständig. Dazu zählen:
- Ein- und Auszugsformalitäten

- Dokumentation der Verläufe
- Berichterstattung gegenüber der Leitung und dem Kostenträger
- Zusammenarbeit mit Behörden, Ämtern, Ärzten etc.
- Erstellung von Entwicklungsberichten o. ä.
- Verwaltung der Kasse, der Barbeträge und Bekleidungspauschalen

Grundregeln des Zusammenlebens
Das Zusammenleben findet in Gruppenverbänden unterschiedlicher Größe statt.

Die Grundlagen des Zusammenlebens werden im Heimvertrag und in der Hausordnung verbindlich geregelt und bei Einzug durch den künftigen Bewohner anerkannt.

Im täglichen Zusammenleben gelten die allgemein gültigen Umgangsformen und akzeptierten Verhaltensweisen. Alle, Bewohner und Mitarbeiter, sind gehalten, die Privatsphäre zu respektieren. Spannungen und Konflikte sollen deeskalierend gelöst, in den Familiengruppen besprochen und ausgeräumt werden. Flankierende Hilfe wird den Bewohnern in jeder Situation angeboten.

Neben dem Verbot, Alkohol und seine Derivate zu konsumieren, besteht ebenfalls ein absolutes Gewaltverbot. Das Therapeutenteam legt hier besonderen Wert auf ein angemessenes Konfliktverhalten. Fehlverhalten wird mit geeigneten Disziplinarmaßnahmen sanktioniert. Grobes oder wiederholtes Fehlverhalten kann zur Entlassung aus den Außenwohngruppen führen.

Nach § 10 des Heimgesetzes wirken die Bewohner über einen gewählten Außenwohngruppensprecher an den Entscheidungen der Außenwohngruppen in angemessenem Rahmen mit. Der Sprecher vertritt die Interessen der Bewohner gegenüber der Einrichtungsleitung und dem Träger.

Tagesstruktur, gesundheitliche Betreuung, Freizeit
Konzeptionell wird ein lockerer, wenig strukturierter und nur an wenige Basiszeiten gebundener Tagesablauf angeboten. Die Bewohner organisieren ihren Tagesablauf, der in einem Wochenablaufplan festgeschrieben ist, in Zeitfenstern nahezu selbständig.

Zur Tagesstruktur gehören auch Vorbereitung, Einkauf und Zubereitung der Vollverpflegung (einzeln oder in Gruppen).

Der kreativen Beschäftigung im Sinne einer Arbeitserprobung kommt im Leben der Außenwohngruppen eine zentrale Rolle zu. Sie integriert den Bewohner in externe Strukturen und verlangt Pünktlichkeit, Zuverlässigkeit, Gewissenhaftigkeit, Einordnung u. a.

Die Bewohner der Außenwohngruppen tragen unter ständiger Kontrolle durch das Personal im Wesentlichen selbst die Verantwortung für ihren Gesundheitszustand, das heißt,

- auf eine ausgewogene, gesunde Ernährung zu achten
- sich regelmäßig an sportlichen Aktivitäten zur Erhaltung der Beweglichkeit
- zu beteiligen
- die Unterlagen selbst zu verwalten (Krankenversichertenkarte, Bonusheft,
- Zuzahlungsbefreiung, Arztberichte u. ä.)
- im Bedarfsfall Arztbesuche und Arzttermine selbständig zu organisieren
- verordnete Medikation zuverlässig zu setzen und einzunehmen
- Vorsorgemaßnahmen verantwortungsvoll wahrzunehmen (Schutzimpfungen etc.)
- gegebenenfalls das therapeutische Personal zu informieren

Es wird angestrebt, die Ärzte, zu denen bereits in den Kernwohnheimen Kontakte bestanden, im Bedarfsfall aufzusuchen (langjährige Kenntnis des Patienten).

Bei Notfällen gelten die gleichen Handlungsabläufe wie in häuslicher Umgebung. Immer aber ist auch ein Mitarbeiter in Kenntnis zu setzen.

Die Erlangung einer möglichen Zuzahlungsbefreiung wird durch die Verwaltung aller Einrichtungen organisiert.

Die Bewohner gestalten ihre Freizeit weitestgehend selbständig. Unsere Aufgabe ist es, unsere Klienten zu motivieren, ihren Erlebnishorizont über die Grenzen der Einrichtung und des näheren Umfeldes hinaus zu erweitern.

Im Jahresverlauf werden verschiedene begleitende Angebote vorgehalten. Zu nennen sind hier u. a. Hausfeste, Ganztagesausfahrten, Besuche von kulturellen Einrichtung, Veranstaltungen u. ä.

Entlassungen
Entlassungen können die Rückverlegung des Bewohners in eines unserer Kernwohnheime, einen Umzug in ein betreutes Wohnangebot, in eine Pflegeeinrichtung oder in eigenen Wohnraum darstellen. Alle geplanten Entlassungen werden aktiv von den Mitarbeitern der Außenwohngruppen begleitet und unterstützt. Im Rahmen der Möglichkeiten wird der Umzug betreut, eine Betreuung veranlasst und flankierende Hilfe bei der Erledigung von Formalitäten gewährt.

Ungeplante Entlassungen umfassen das unerlaubte unbegründete Fernbleiben von der Einrichtung. Weitere Fälle stellen Verstöße gegen die Hausordnung und die allgemeinen Regeln des Zusammenlebens dar. In diesen Fällen wird mit der Leitung über die geeignete Form der Entlassung entschieden. Mögliche Varianten sind die Rückverlegung in ein Kernwohnheim oder die Entlassung aus der Einrichtung.

Rückfall und Rückfallbearbeitung
In den Außenwohngruppen gilt ein striktes Alkoholverbot.

In der Regel führt der erneute Alkoholkonsum, unabhängig von der Art, nach Rücksprache mit dem Kostenträger zur sofortigen Verlegung in eines unserer Kernwohnheime. In besonders schweren Ausnahmefällen kann auch eine Entlassung in eine externe Einrichtung das Mittel der Wahl sein.

Folgende Festlegungen aus dem Heimvertrag vom …………… behalten ihre Gültigkeit:
- Einrichtungsträger (§ 1)
- Leistungspflichten der Vertragsparteien (§ 2, Abs. 1, 2, 3)
- Leistungsentgelt (§ 4a)
  Das Angebot der Internen Tagesstruktur ist Teil der Betreuungskonzeption und wird nur bei tatsächlicher Anwesenheit erhoben.
- Zahlung und Fälligkeit des Entgelts (§ 5)
- Regelung bei Abwesenheit (§ 6)
- Erhöhung des Leistungsentgelts bei Änderung des Pflege- und Betreuungsbedarfs (§ 8)
- Mitwirkungspflichten (§ 9)
- Eingebrachte Sachen (§ 10)
- Haftung (§ 11)
- Beschwerderecht (§ 13)
- Datenschutz (§ 14)
- Dauer und Beendigung des Vertragsverhältnisses (§ 15)
- (sh. auch Rückfall und Rückfallbearbeitung)
- Besondere Regelungen für den Todesfall (§ 16)
- Hausordnung (§ 17)
- Sonstige Bestimmungen/Salvatorische Klausel (§§ 18, 19)

Ort, Datum
Unterschrift Einrichtung / Bewohner / gesetzlicher Betreuer

Kapitel 2

Wirkungen von Langzeittherapie
auf kognitive Fähigkeiten
von CMA

Vorbemerkungen

Wie wir in Kapitel 1.1.4 erläutert haben, erfordert wirksame Rückfallprävention für CMA, die Spezifik dieser Abhängigengruppe zu beachten. Im Kern sind dies langjährige Abhängigkeit, chronisch ausgeprägte psychische und physische Schädigungen, ein hoher Grad an Comorbidität und bei Therapieaufnahme nahezu völlige soziale Desintegration (vgl. auch Steingass 1994a, S. 21ff.). Die Grenzen von Therapie sind bereits dadurch abgesteckt, dass eine Wiedereingliederung in den Arbeitsmarkt aufgrund dieser typischen umfangreichen Folgen des Alkoholmissbrauchs nicht geleistet werden kann. Entscheidend für eine wirksame Rückfallprävention ist deshalb zum einen ein soziales Mikromilieu (persönliches Netzwerk), das nach der Therapie genügend soziale Anreize bereitstellt, welche die Abstinenz unterstützen. Zum anderen müssen die kognitiven Fähigkeiten der therapierten CMA so weit revitalisiert sein, sodass sie solche sozialen Anreize zu verarbeiten, das heißt zur Selbststeuerung ihres Verhaltens umzusetzen in der Lage sind. In diesem Zusammenhang hatten wir, auf einschlägige Forschungen Bezug nehmend, betont, dass soziale Kontakte schlechthin noch keine rückfallpräventive Wirkung entfalten. Grundsätzlich geht von intensiven wie auch gelegentlichen sozialen Kontakten eine ambivalente Wirkung auf die Abstinenzsicherung aus. Es genügt nicht, lediglich über persönliche Beziehungen sozial integriert zu sein oder anzunehmen, je mehr persönliche Beziehungen ein therapierter CMA aufweist, desto größer ist die rückfallpräventive Wirkung auf seine Abstinenzmotivation. Vielmehr ist eine direkte Unterstützung der Abstinenz nötig. Eine der grundsätzlichen Lernformen menschlichen Verhaltens besteht in der Imitation. Demzufolge wäre also, wie auch in der einschlägigen Literatur festgestellt, ein abstinentes persönliches Netzwerk die geeignetste Form der Rückfallprävention für CMA. Das heißt, mit der Selbstverständlichkeit der Abstinenz in den persönlichen Beziehungen festigt sich durch Nachahmung (der Vorbilder) die eigene Abstinenzmotivation. Das sind jedoch Idealbedingungen, die im Alltag im Allgemeinen nicht anzutreffen sind. Deshalb stellt sich die Frage, auf welche Weise CMA nach der Therapie auf diese Lebenswirklichkeit eingestellt werden können. In diesem Zusammenhang ordnet sich der Stellenwert kognitiver Fähigkeiten im Rahmen der Rückfallprävention ein:

Wir gehen von der Annahme aus, dass je weniger direkte Unterstützung der Abstinenz aus den persönlichen Beziehungen eines CMA nach der Therapie hervorgehen, umso mehr müssen ihn seine kognitiven Fähigkeiten in die Lage versetzen, beliebige Anreize aus diesen Beziehungen abstinenzmotivierend umzuformen.

Die Untersuchung therapeutischer Wirkungen auf kognitive Fähigkeiten sieht sich von Anfang an mit der Schwierigkeit konfrontiert, dass es sich durchweg um latente Konstrukte handelt, denen wir uns zu nähern versuchen. Die kognitive Welt eines Menschen und die Mechanismen, welche diese Welt beherrschen sind außerordentlich komplex und in ihren Veränderungen nur über Langzeituntersuchungen mehr oder weniger erfassbar. Die Auseinandersetzung um das Konstrukt Intelligenz demonstriert anschaulich diese Schwierigkeit. Was Intelligenztests schließlich messen und was unter Intelligenz verstanden werden soll, ist nichts, was aus der Sache selbst bereits folgen würde. Insofern ist die Bemerkung von Eysenck, dass Intelligenztests messen, was Intelligenztests messen, in gewisser Weise auch eine Warnung davor, zu viel von den Messergebnissen zu erwarten. Die heute zu beobachtende Überbewertung von Intelligenzquotienten missachtet leider solche Warnungen ebenso, wie völlig außer Acht gelassen wird, dass mit solchen Tests üblicherweise lediglich eine bestimmte Art von Intelligenz gemessen wird. Völlig unbeachtet bleiben dabei andere Konstrukte wie zum Beispiel soziale oder emotionale Intelligenz[24].

In Bezug auf die Wirkungen von Therapie auf die Intelligenz von Abhängigkeitskranken gibt es eine ganze Reihe von Untersuchungen. Wir wollen uns hier insbesondere auf jene von Steingass (1994a, 1994b, 2004) beziehen, weil er CMA unter den Bedingungen der Langzeittherapie untersucht. Zweierlei wird aus seinen Untersuchungen deutlich:

Erstens können verschiedene kognitive Konstrukte durchaus relativ unabhängig voneinander von Therapie beeinflusst werden, so dass es nicht möglich ist, von irgendeinem universellen Konstrukt auf alle anderen zu schließen, wie dies zum Beispiel in Bezug auf Intelligenz und Handhabung von Messwerten beobachtbar ist. So fand Steingass zum Beispiel unterschiedliche Therapieeffekte auf Intelligenz einerseits und Lern- und Gedächtnisfähigkeit andererseits (Steingass 1994a, S. 217 f). In einer Langzeitstudie konnte er nachweisen, dass sich Lern- und Gedächtniseffekte unter Therapiebedingungen einstellen, die Orientierung, Zuverlässigkeit, psychomotorische Koordination usw. betreffen. Solche lebenspraktischen Fähigkeiten reagieren auf Therapie demnach eher als ein so generelles kognitives Potential wie Intelligenz. Beide Bereiche sind jedoch in ihrer Therapierbarkeit grundsätzlich durch die für CMA typischen hirnorganischen Schädigungen eingeschränkt. Damit gelang eine empirisch gestützte Kritik an allzu optimistischen Vorstellungen, trotz umfangreicher psychosomatischer Erkrankungen durch Therapie nachhaltige Wirkungen im Hinblick auf die Wiedererlangung umfassender Fähigkeiten der Eigenständigkeit zu erzielen. So weist

---

[24] Siehe zum Beispiel Gardner (2002).

Steingass einen leichten Kompetenzzuwachs in spezifischen Fähigkeiten empirisch nach, jedoch keine generelle Verbesserung im Sinne des Heilens. Deshalb ist von vorn herein für die Formulierung von Therapiezielen zu akzeptieren, dass CMA von einer Reihe irreversibler Schädigungen betroffen sind. Der Zusammenhang zwischen hirnorganischer Schädigung und Wiedererlangung kognitiver Fähigkeiten sollte die Grenzen der Therapie bestimmen.

Zweitens sollte Beachtung finden, dass unter Therapiebedingungen beobachtbare Effekte auf kognitive Fähigkeiten beziehungsweise die Wiedererlangung partieller sozialer Kompetenz auch als eine Funktion dieser besonderen sozialen Bedingungen aufzufassen ist. In Bezug auf Rückfallprävention stellt sich deshalb die Frage, ob sich die nachgewiesenen Kompetenzsteigerungen auch unter nichttherapeutischen sozialen Bedingungen erhalten können. Unsere Erfahrungen sprechen eher dagegen.

Steingass hat herausgefunden, dass generelle und konkrete kognitive Potentiale und Fähigkeiten sowohl sehr stabile Erscheinungen sind als auch anpassungsbedingt veränderlich, indem spezifische Lernergebnisse nachweisbar sind, die ein Ansteigen bestimmter kognitiver Fähigkeiten darstellen. Man sollte demnach davon ausgehen, dass das generelle kognitive Potential (zum Beispiel Intelligenzformen) die Person nachhaltig prägt. Zugleich aber entfalten sich konkrete Kompetenzen erst in sozialen Situationen im Sinne einer interaktiven Anpassungs- und Lernfähigkeit. Einerseits prägen also kognitive Fähigkeiten die Persönlichkeit und das Selbstbild. Andererseits wirkt die Wahrnehmung der Selbstwirksamkeit in sozialen Zusammenhängen auf die Fähigkeiten einer Person zurück. Solche komplexen Wechselwirkungen lassen sich im Rahmen von Gruppendynamik nachweisen. So kann man beobachten, dass in Gruppentherapien oder Selbsthilfegruppen bei relativ gleicher Ausgangssituation der Gruppenmitglieder diejenigen, denen es gelingt, in der sich ausbildenden Gruppenstruktur eine Alpha-Position oder alphanahe Position zu erringen, deutlich bessere Therapieergebnisse erzielen als Personen, welche in die Nähe der Omega-Position geraten. Dies ist ein Beispiel für die Wechselwirkung zwischen Persönlichkeit/Selbstbild und der Entfaltung von kognitiven Fähigkeiten, welche die Grundlage sozialer Kompetenz darstellen.

Folgendes wollen wir gestützt auf Steingass im Hinblick auf die Beeinflussung kognitiver Fähigkeiten zunächst zusammenfassen:

1. Die für CMA typischen hirnorganischen Schädigungen setzen therapeutischen Erfolgen im Hinblick auf die Rückgewinnung kognitiver Fähigkeiten von vorn herein Grenzen.
2. Innerhalb dieser Grenzen lassen sich Lerneffekte in Gestalt leichter Verbesserungen spezifischer kognitiver Fähigkeiten beobachten, welche eine Grundlage für soziale Kompetenz darstellen.
3. Es muss beachtet werden, dass Lerneffekte durch die sozialen Bedingungen, unter denen sie erzielt werden, mitkonstituiert sind. Im Sinne der Rückfallprävention stellt sich deshalb die Frage, ob diese Lerneffekte auch unter nicht geschützten sozialen Bedingungen bei CMA stabil bleiben können.

Im Folgenden stellen wir Untersuchungsergebnisse zu zwei kognitiven Fähigkeiten vor, welche soziale Kompetenz stützen: den Attributionsstil und das Zeitbewusstsein.

2.1 ATTRIBUTION UND KOHÄRENZ – INDIKATOREN PSYCHOSOZIALER INTEGRATION UND THERAPIEBEDARFS

(Christian Schmidtke)

2.1.1 Objektive und subjektive Kriterien psychosozialer Entwicklung

Das Interesse an einer Evaluation von Rehabilitations- und Therapieerfolgen ist so alt wie entsprechende Einrichtungen. Früher wie heute sind entsprechende Kriterien umstritten und eine kritische beziehungsweise uninteressierte Öffentlichkeit hat wenig Verständnis für die Problematik, die dahinter steht. Es beginnt damit, dass zum Beispiel auch der VRA e.V. nicht die Aufgabe hat und niemand es leisten könnte, einen für alle Klienten fest definierbaren Idealzustand der Normalität wiederherzustellen. Die Gewöhnung an ein Leben in Abstinenz und die Annahme von krankheitsbedingten Einschränkungen für den Rest des Lebens sind motivational ungleich schwerer zu vermitteln, als es auf den ersten Blick erscheint. Für die Patienten gibt es kein Zurück in die Zeit vor der Abhängigkeit, daher auch nicht in eine „Normalität" im Sinne objektivierbarer Gesundheit. Für die Einrichtung selber kann deshalb neben dem Aufbau von Kompetenz, einer Verbesserung des Gesundheitszustandes und der sozialen Kompetenz der Klienten, im Speziellen das subjektive Empfinden sozialer Integration, die Bereitschaft zur Annahme von Hilfe und die Vermittlung von Orientierung als eine wichtige Aufgabe definiert werden, deren Erfolg äußerst schwierig nach außen darstellbar ist.

Versuche, entsprechende Erfolge für Außenstehende zu dokumentieren, sind oft auch am Problem der sozialen Erwünschtheit gescheitert. Befragungen über das Befinden und über die Behandlung sind immer Gelegenheit, Unterstützung, Begeisterung oder Missbilligung offen zu äußern. Unausgesprochene Interessen und Befürchtungen spielen gerade deswegen eine nicht zu unterschätzende Rolle, wenn man den in jeder Institution verknüpften Interessenkontext nicht ansprechen kann.

Besser objektivierbare Erfolgskriterien auf die man zu Recht stolz sein kann, wie Anteil der Klienten, die nicht wieder rückfällig werden oder auch Grad der späteren Selbstständigkeit, sind erst sehr späte und sekundäre Folgen der oben angesprochenen Aufgaben innerhalb der Einrichtung. Trotzdem ist es in der Therapieforschung bis heute Praxis, allein durch Erhebung von Daten aus der Zeit nach einer Behandlung beziehungsweise Betreuung Rückschlüsse auf letztere zu ziehen. Diesbezüglich gab es immer wieder Kritik: zum einen ist es zwar unlogisch, aber auch ungerecht, alle späteren Ereignisse mit der Therapie in Verbindung zu bringen, auch wird der interindividuell sehr unterschiedliche Schweregrad dieser Aufgabe nicht deutlich. Veränderungen von Querschnittsdaten können durch eine Reihe von Einflussfaktoren bestimmt sein: zum Beispiel Veränderungen gesetzlicher Regelungen, Verfügbarkeit von Betreuern, Wohnraum und Bestimmungen der Krankenkassen haben alle Einfluss auf spätere Integrationschancen. Als mögliche Antwort auf die angesprochenen Probleme, versucht dieser Abschnitt eine andere Möglichkeit der Indikation von Therapiebedarf und Therapieeffekten vorzustellen: Die Messung latenter Indikatoren für die subjektive Fähigkeit, die soziale Umwelt und Lebenssituationen kognitiv zu bewältigen[25].

Latente Indikatoren psychosozialer Ressourcen
Dieser alternative Zugang besteht in der Messung der Veränderung interaktionaler Fähigkeiten und des psychosozialen Gesundheitszustandes, die sich latent entwickeln, aber anhand objektiv verbesserter Konfliktfähigkeit und Anerkennung der Abhängigkeitserkrankung manifestieren. Dagegen kann der Einfluss objektiver materieller und sozialer Integrationsressourcen erst nach der Entlassung getestet werden. Doch auch hier können Klienten auf externe Ressourcen zurückgreifen oder könnten unterschiedlich viel Glück haben, inwieweit soziale Einrichtungen und Behörden diese zur Verfügung stellen. Trotz ihrer Unverzichtbarkeit haben solche externen Ressourcen wenig mit der Person und ihren individuellen Fähigkeiten zu tun und auch wenig mit den Therapieresultaten. Erst die Entwicklung einer anderen Beziehung zur sozialen Umwelt als vor der Rehabilitation kann durch interne Kontrollstrukturen für längerfristige Stabilität der Integration und Abstinenz sorgen.

---

[25] Auch klassische Persönlichkeitstests (Big five usw.) oder Intelligenztests (HAWIK) wären alternativ möglich.

Unabhängig davon, welche Persönlichkeitsstruktur[26] vorliegt, hängt die relative Integration der Person von ihren Interaktions- und kognitiven Bewältigungsfähigkeiten ab, die auch im Alltag problematische Persönlichkeitsakzentuierungen ausgleichen können.[27] Solche latenten kognitiven Strukturen könnten in passive und aktive Strukturen unterteilt werden. Passiv schützend wirken Strukturen, die als Resultat der Sozialisation der ersten Lebensjahre als individuelle Ressourcen verinnerlicht werden und Kraft geben, auch emotional anstrengende Stressfaktoren und Schicksalsschläge unter einem optimistischen und stabilisierendem Weltbild zu verarbeiten.

Als aktive Faktoren sollte man kognitive Strukturen bezeichnen, welche die grundsätzliche Bereitschaft, Welt zu verstehen, Situationen zu bewältigen und sich daran zu entwickeln, in bestimmte Bahnen lenken. Die konkrete Art der Deutung, welche Faktoren für Geschehnisse verantwortlich sind und wie man darauf reagieren soll, wird durch die Attribution von Kausalität gesteuert. Auf Basis operanter Verstärkung wird gelernt, welche Reize und Informationskanäle zu beachten sind, um kognitive Kontrolle zu behalten und zu erweitern. In vielen Situationen sind relevante Attributionsmuster bereits institutionalisiert und werden latent gelernt. Hier wird angenommen, dass diese aktive Attributionsstruktur ein höheres Maß an Plastizität aufweist als die passiven Faktoren, die weniger als Werkzeug, sondern als Ressource wirken. Das heißt, dass der „locus of control" stark davon abhängt, ob er aktuell dienlich ist, die Umweltbeziehungen kognitiv zu regulieren.

Eine recht allgemein gehaltene Variante der Messung der Attributionsstruktur, aber immer noch auf konkretes Handeln bezogen, existiert mit dem IPC-Fragebogen, der somit geeignet erschien, als Eichinstrument für die Testung eines neuen, global und kognitiv ausgerichteten Attributionstests zu dienen. Aus einer Reihe möglicher Resilienzkonstrukte bietet sich der ebenfalls relativ global und kognitiv ausgelegte Test des „Kohärenzsinnes" an – ursprünglich von Antonovsky als „sense of coherence" bezeichnet.

---

[26] Auch „dissoziale Persönlichkeitsstörung" ist zwar ein im ICD 10 aufgenommene Diagnose, doch zeigt diese nicht im engeren Sinne eine Persönlichkeit an, sondern allgemein das Resultat einer Unfähigkeit oder ein Misslingen dauerhaft stabiler Sozialintegration: Familie, Wohnung, Arbeitsplatz. Es ist nicht erwiesen, ob Dissozialität tatsächlich eine bereits in der Kindheit angelegte zur Desintegration prädestinierende Persönlichkeitsstruktur oder einfach das Resultat von Prekarität und sozialem Ausschluss ist.

[27] Die sich als Folge der Erkrankung einstellen können und eng mit dem desintegrationsbedingten hohen Konfliktniveau zusammenhängen.

2.1.2 Die Erhebung von Attributionsstil und Kohärenzsinn im VRA e.V.

Im Rahmen einer Panelstudie unter MRV-Patienten in Leipzig wurde zur Erforschung längerfristiger Einstellungsänderungen ein Fragebogen entwickelt, der insgesamt drei Einzeltests enthält. Bei den bereits untersuchten und evaluierten Tests handelt es sich zum einen um den vereinfachten Kohärenztest nach Schuhmacher/Brähler, der auf die Arbeiten von Antonovsky zurückgeht, sowie den erwähnten „IPC" nach Krampen. Hauptaugenmerk in Bezug auf das eigene Forschungsprojekt im MRV liegt im neu entwickelten Test globaler Attribution (AS-Test), der somit mit den anderen Tests verglichen und so abgesichert werden kann. Die Studie im VRA e.V. bot sich als Ergänzung zu Stichproben unter Studenten der Universität Leipzig an. Durch die zusätzliche Erhebung bei Mitarbeitern des VRA und Beschäftigten von dort einbezogenen Fremdfirmen konnte eine hohe Varianz an Rollen und sozialen Integrationskontexten verglichen werden, was Aufschluss über die Stabilität der Zusammenhänge zwischen Attribution / Kontrollüberzeugung und Kohärenzsinn geben kann.

Der Kohärenzsinn[28] *– erworbene Widerstandskraft gegenüber Stressoren*
In der ursprünglichen Version aus dem Jahr 1979 hat Antonovsky einen generalisierten Widerstandsfaktor psychischer Regulation gesucht, der auffällige interindividuelle Unterschiede der Bewältigung schwieriger Lebenserfahrungen erklären sollte. Ausgangspunkt war eine Studie über den Gesundheitszustand israelischer Frauen. Ein nicht unerheblicher Teil dieser Stichprobe hatte den 2. Weltkrieg in Konzentrationslagern überlebt.

Bude und Lantermann schreiben im Jahre 2006: „Das von Antonovsky (u.a. 1993) eingeführte Persönlichkeitskonstrukt „Sense of Coherence" (als Kohärenzsinn oder Kohärenzerleben übersetzt)[29] wird als eine globale Orientierung definiert, die zum Ausdruck bringt, in welchem Umfang man in den äußeren und inneren Ereignissen und Sachverhalten einen „Sinn", eine erkennbare Bedeutung erkennt und darauf aufbauend ein generalisiertes Gefühl des Vertrauens besitzt, das die eigene und äußere Umwelt vorhersagbar macht. Das Vorliegen einer solchen generellen Einstellung und Orientierung dem Leben gegenüber wird als eine dispositionelle Bewältigungsressource betrachtet und soll unter bestimmten Bedingungen Menschen wider-

---

[28] Siehe Schumacher, J., G. Wilz, T. Gunzelmann und E. Brähler (2000).
[29] Laut Alexa Franke (1997) wäre eine Übersetzung als „Kohärenzgefühl" angemessener, weil damit die Idee besser ausgedrückt wird, dass es sich dabei um eine erworbene Ressource handelt.

standsfähiger gegenüber unsicheren, riskanten, stressreichen Situationen machen."

Dieses global-kognitiv ausgerichtete Konstrukt besteht nach Antonovsky aus drei Hauptkomponenten, die sich in den Pretests auch faktoranalytisch nachweisen ließen. Es handelt sich dabei um „Verstehbarkeit" als wichtigste Effektorvariable, die auf der „Handhabbarkeit" aufbaut. „Handhabbarkeit" geht laut Antonovsky wiederum auf die Erfahrung der „Bedeutsamkeit" zurück, die als motivationale Komponente am wenigsten verzichtbar und bei der Ausbildung des Kohärenzgefühles grundlegende Voraussetzung sei, um die anderen Komponenten auszubilden. Im Rahmen der Konzeption als individuelle Ressource wird sie von Antonovsky als "... Ausmaß, in dem man das Leben emotional als sinnvoll empfindet: dass wenigstens einige der vom Leben gestellten Probleme und Anforderungen es wert sind, dass man Energie in sie investiert, dass man sich für sie einsetzt und sich ihnen verpflichtet, dass sie eher willkommene Herausforderungen sind als Lasten, die man gerne los wäre."[30] Die ursprüngliche Version des „SOC" von Antonovsky setzt sich aus 29 Items zusammen, die mit einem Cronbachs alpha von .85 eine hohe Konstruktvalidität und Konsistenz aufweisen.

Für diese Pilotstudie bei Klienten und Mitarbeitern des VRA e.V. gibt die Erhebung des Kohärenzgefühles die Möglichkeit zu messen, ob die Klienten neben objektivem Mangel an sozialen Ressourcen auch eine geringe Widerstandsfähigkeit gegenüber Stressoren aufweisen. Das könnte unter Umständen auch ihre Anfälligkeit für Alkoholismus als Reaktion auf Belastung und Überforderung im Alltag mit erklären. Weiterhin besteht Bedarf an einem Indikator, der die psychosoziale Unterstützungsbedürftigkeit anzeigt. Die Frage, ob die längerfristige Betreuung den SOC verbessert, kann in einer Querschnittserhebung leider nur abgeschnitten werden. Die hier verwendete, ins deutsche übertragene 6-Item Kurzform, die von Bude/Lantermann im Rahmen ihres Prekaritätsmodells verwendet wurde, geht auf Schumacher et. al. Zurück und wird hier kurz vorgestellt:

---

[30] Siehe Antonovsky (1997, S.35f.).

1. Test: „Kohärenzsinn" (SOC) besteht aus sechs Items:

Item C1:   Es ist mir ziemlich gleichgültig, was um mich herum passiert.

Item C2:   Ich kann das Verhalten von Menschen, mit denen ich zu tun habe, oft nicht verstehen.

Item C3:   Mich haben schon häufiger Menschen enttäuscht, auf die ich eigentlich gezählt habe.

Item C4:   Ich habe oft das Gefühl, ungerecht behandelt zu werden.

Item C5:   Ich habe das Gefühl, dass die Dinge, die ich täglich tue, wenig Sinn haben.

Item C6:   In vielen Situationen verstehe ich meine eigenen Gefühle nicht.

Diese Items haben auch im Original immer dieselbe Frageausrichtung: Je größer die Zustimmung, desto geringer der Kohärenzwert. Anhand der relativ großen Offenheit, die notwendig zu sein scheint, um solche Fragen zu beantworten, zeugt eine starke Bejahung dieser Beschreibungen von hohem Problemdruck. Das psychologisch bedeutsame Motiv des Selbstwertschutzes führt normalerweise zur Vermeidung eines derartigen Selbstbildes.

Attributionsstil als „locus of control" beziehungsweise Kontrollüberzeugung

Die Messung von Attributionsstilen hat eine längere Tradition in der Psychologie:

Die amerikanische „locus of control" Forschung, ausgehend von der sozialen Lerntheorie von Rotter (1954; 1955; 1966) und fortgeführt von Lefcourt (1976) hat zur Entwicklung einer Reihe von Fragebogentests geführt, die interindividuelle Unterschiede der lebensweltlich-kognitiven Orientierung mit Hilfe der Unterscheidung von „internaler" und „externaler" Attribution messen.[31] Dieser Ansatz besaß schon in seiner Entstehungsphase weite Überschneidungen mit der Attributionstheorie im engeren Sinne nach Heider (1958), Kelley (1971) und Weiner (1976). Mit der „Kontrollüberzeugung", nach Schneewind als deutsche Übersetzung von „locus of control" definiert, kann man den individuellen Schwerpunkt der Attribution bestimmen: „Internale" tendieren dazu, Ereignisse in ihrem Leben als Resultate ih-

---

[31] Für eine relativ aktuelle Übersicht Siehe Försterlin (2001).

rer eigenen Kontrolle zu attribuieren, während „Externale" eher die Umstände dafür verantwortlich machen und somit einen größeren Teil ihrer Umwelt kontingent beziehungsweise unkontrollierbar erleben. Wenn man sich verdeutlicht, welche Bedeutung das zum Beispiel für Schüler unter hohem Leistungsdruck hat, kann man nachvollziehen, dass die Mehrzahl der Forschungsprojekte zu diesem Konstrukt aus den Reihen der Lernpsychologen angestoßen wurden. Es galt herauszufinden, wie man optimal Erfolge als Motivation nutzt und Misserfolge so wenig wie möglich als Demotivation empfindet, aber trotzdem bereit ist, aus Fehlern zu lernen: zum Beispiel ungünstige Situationen zu meiden oder bestimmte Hilfen bewusst aufzusuchen. Während hier die Konstrukte auf die Messung interindividuelle Unterschiede ausgerichtet waren, haben sich Sozialpsychologen im Rahmen der Attributionsforschung mehr für dahinter stehende Prinzipien der kognitiven Orientierung im Alltag interessiert, die als Indikatoren psychischer Gesundheit auch sozialer Konflikte und Integrationsformen dienen könnten.

So wie man therapeutisch und pädagogisch positiv diesen kognitiven Aspekt der Lernmotivation beeinflussen kann, sollte davon ausgegangen werden, dass sich die Attributionsstile von Menschen über das gesamte Leben verändern, abhängig davon, welche Erfahrungen sie machen, ob ihre Erwartungen an sich und ihre Umwelt bestätigt oder enttäuscht werden. Es ist unwahrscheinlich, dass die individuelle Art der Attribution beziehungsweise das Weltbild explizit, also bewusst gelernt wird, sondern relativ latent, also ungewollt sozialisiert wird (Krampen 1992). Den meisten Menschen ist nicht bewusst, dass sie zum Beispiel die Tendenz haben, sich Erfolg selber zuzuschreiben und Misserfolg eher anderen. Es ist leicht nachzuvollziehen, dass dieser sog. „Individuelle Bias" eine selbstwertschonende Funktion hat.

2. Test: „IPC" nach Krampen (1981)
Dieser in den 1970er Jahren in der deutschen Sozialpsychologie und in Anlehnung an Levenson (1972, 1973, 1981) aus dem amerikanischen übertragene Attributionstest besitzt den Vorteil, dass er nicht lediglich auf die eindimensionale Differenzierung zwischen interner und externer Kontrollüberzeugung wie zum Beispiel noch Rotters „ROT-IE" setzt, sondern multidimensional konzipiert wurde. Das erleichtert auch die Vergleichbarkeit mit den drei Dimensionen des unten vorgestellten „AS-Test", der ebenfalls logisch scheinbar widersprüchliche Attributionsmuster erfassen können soll. In der deutschen Version nach Krampen werden die folgenden Aspekte oder Dimensionen von Kontrollüberzeugungen unterschieden:

(1) *Internalität*, das heißt die subjektiv bei der eigenen Person wahrgenommene Kontrolle über das eigene Leben und über Ereignisse und Verstärker in der personenspezifischen Umwelt;
(2) *Externalität, die durch ein subjektives Gefühl der Machtlosigkeit bedingt ist*, durch ein Gefühl der sozialen Abhängigkeit von anderen (mächtigeren) Personen („powerful others external control orientations"; Levenson 1972);
(3) *Externalität, die durch Fatalismus bedingt ist*, also durch die generalisierte Erwartungshaltung, dass die Welt unstrukturiert und ungeordnet ist, dass das Leben und Ereignisse in ihm von Schicksal, Glück, Pech und Zufall abhängen („chance control orientation"; Levenson 1972)

Davon abgeleitet ergeben sich die I-Skala, die P-Skala und die C-Skala (siehe Krampen 1981, S. 8), die alle sehr hohe Reliabilitätswerte besitzen. Wie man auch intuitiv erwarten konnte, stehen die P- und C-Skalen in einem positiven Zusammenhang, während beide eine negative Korrelation zur I-Skala aufweisen. Auch nicht überraschend ist er Befund, dass die C-Skala (Fatalismus) positiv mit bestimmten Skalen zum Konservatismus korreliert.

Für diesen „IPC"-Test sind umfangreiche Untersuchungen zur Differentiellen Validität durchgeführt worden: Es gibt keine signifikanten Geschlechtsunterschiede, für einige überraschend auch keinen Zusammenhang zu Alter und Religionszugehörigkeit. Stichproben unter mit größerer Wahrscheinlichkeit von Depression und Hospitalisierung betroffenen Strafgefangenen weisen dementsprechend signifikant höhere Werte der P- und C-Skalen auf. Hier die Zuordnung der insgesamt 24 Items aus dem Fragebogen zu den drei Einzelskalen[32]:

I - Skala (Internalität)

B1.   Es hängt hauptsächlich von mir und meinen Fähigkeiten ab, ob ich in einer Gruppe eine Führungsposition inne habe oder nicht.

B4.   Ob ich mit dem Auto einen Unfall habe oder nicht, hängt vor allem von meinem fahrerischen Können ab.

B5.   Wenn ich Pläne schmiede, bin ich sicher, dass das Geplante auch Wirklichkeit wird.

---

[32] Im Unterschied zu den beiden anderen Tests sind hier einzelne Fragen „gedreht": eine stärkere Zustimmung führt zu einem geringeren Skalenwert.

B9. Die Zahl meiner Freunde hängt vor allem von mir und meinem Verhalten ab.

B18. Ich kann ziemlich viel von dem, was in meinem Leben passiert, selbst bestimmen.

B19. Gewöhnlich kann ich meine eigenen Interessen selbst vertreten.

B21. Wenn ich bekomme, was ich will, so ist das meistens das Ergebnis harter Arbeit.

B23. Mein Leben wird von meinem Verhalten bestimmt.

P - Skala (Externalität – soziale Machtlosigkeit):

B3. Ich habe das Gefühl, dass das meiste, was in meinem Leben passiert, von anderen Leuten abhängt.

B8. Obwohl ich dazu fähig bin, bekomme ich nur selten Führungsaufgaben übertragen.

B11. Mein Leben wird hauptsächlich von mächtigeren Leuten kontrolliert.

B13. Menschen wie ich haben nur geringe Möglichkeiten, ihre Interessen gegen andere durchzusetzen.

B15. Um das zu bekommen, was ich gerne hätte, muss ich zu anderen freundlich sein.

B17. Ich würde bestimmt nicht viele Freunde finden, wenn mich wichtige Leute nicht sympathisch finden würden.

B20. Ob ich einen Autounfall habe oder nicht, hängt vor allem von den anderen Autofahrern ab.

B22. Damit meine Pläne eine Chance haben, richte ich mich beim Planen auch nach den Wünschen wichtiger Leute.

C - Skala (Fatalismus)

B2. Zufällige Geschehnisse bestimmen zum großen Teil mein Leben.

B6. Ich habe oft einfach keine Möglichkeiten, mich vor Pech zu schützen.

B7. Wenn ich bekomme, was ich will, so geschieht das meistens durch Glück.

B10. Ich habe schon oft festgestellt, dass das, was passieren soll, auch eintritt.

B12. Ob ich einen Autounfall habe oder nicht, ist vor allem Glückssache.

B14.   Es ist für mich nicht gut, weit im Voraus zu planen, da häufig
       das Schicksal dazwischen kommt.
B16.   Ob ich Gruppenleiter werde oder nicht, hängt vor allem davon ab,
       dass ich zur rechten Zeit an der richtigen Stelle bin.
B24.   Es ist eine Frage des Schicksals, ob ich wenige oder viele
       Freunde habe.

3. Test : Attributionsstil (AS-Test)
Der AS-Test wurde wie bereits oben erwähnt, für eine Panelstudie im MRV
neu entwickelt und sollte in dieser Erhebung getestet werden. Es dient der
Bestimmung der globalen Kausalattribution eines Individuums, deren geringer Bezug auf eine konkrete Handlungssituation man im Vergleich zu
den oben vorgestellten Frage-Items des IPC-Tests erkennen kann. Somit lag
der Fokus auf Attribution, die sich auf die im Alltag relevanten Hauptge-
genstände kausaler Zuschreibung: die „Attributionsinstanzen": Natur / Soziales / Individuum richtet. Dieser Ansatz weicht durch seine globale Orientierung von bisherigen Definitionen ab.[33] Auch wenn die zur Zeit noch an-
dauernde Panelstudie im MRV darauf ausgerichtet ist, mit Hilfe der
wiederholten Erfassung der aus der individuellen Gewichtung der drei Instanzen definierten Attributionsstilen mögliche Integrations- und Desintegrationsprozesse im Zeitverlauf zu erfassen, kann eine solche Querschnitts-
studie gerade durch den Vergleich verschiedener Gruppen bereits zu auf-
schlussreichen Zwischenergebnissen führen. Zusammen mit den
Ergebnissen des Kohärenztests kann der Frage nachgegangen werden, welche Attributionsmuster sich für die Integration in speziellen sozialen Kontexten eignen. Konkret wird gefragt, unter welchen Umständen ein Attributionsstil mit höherem Kohärenzsinn beziehungsweise Kohärenzgefühl einhergeht. Mit Hilfe folgender Items wurde versucht, die Attribution auf die
jeweiligen globalen Attributionsinstanzen zu erfassen:

Kausalfaktor „Natur":

Item 1:   Bei den meisten Ereignissen im Leben spielt Zufall
             eine Rolle.

Item 4:   Manche Menschen haben einfach mehr Glück als
             andere.

Item 7:   Das Schicksal hat bei dem, was einem passiert, oft

---

[33] Siehe zum Beispiel Buchanan and Seligman (1995).

seine Hand mit im Spiel.

Item 10: Menschen werden mit bestimmten Eigenschaften geboren, die den Lebensweg bestimmen.

Item 13: Das Zusammenleben der Menschen geht auch auf Gesetze der Natur zurück.

Kausalfaktor „Soziales":

Item 2: Menschen entwickeln sich durch den Einfluss des sozialen Umfeldes.

Item 5: Die Gewohnheiten und Ansichten aus der Familie, in der man aufwächst, beeinflussen später unser eigenes Leben.

Item 8: Die gesellschaftlichen Bedingungen geben die eigenen Entwicklungsmöglichkeiten vor.

Item 11: Je nachdem, mit welchen Menschen man zu tun hat, übernimmt man auch bestimmte Einstellungen.

Item 14: Wenn man sich an die gültigen Normen und Werte der Gemeinschaft hält, kann man vieles erreichen

Kausalfaktor „Individuum" :

Item 3: Wer gelernt hat, auf sich selbst zu vertrauen, kann viel erreichen.

Item 6: Der eigene freie Wille hat bei den meisten Entscheidungen und Handlungen einen wichtigen Anteil.

Item 9: Was man im Leben erreicht, hängt davon ab, welche Ziele man sich gesetzt hat.

Item 12: Wenn man sich mehr eigenes Wissen aneignet, kann man sein Leben auch besser selbst bestimmen.

Item 15: Die Entscheidungen des Einzelnen bestimmen den eigenen Lebensweg.

Die Aussagen wurden so formuliert, dass man dazu eingeladen wird, ihnen generell zuzustimmen. Das Ziel liegt in der Erfassung einer bestimmten Selektivität, die demnach einseitig einen bestimmten Kausalfaktor mehr ablehnt oder hervorhebt als die beiden anderen. Je mehr man der Aussage zustimmt, desto höher ist der jeweilige Skalenwert. Die Fragen wurden demnach nicht gedreht, um den Eindruck der hohen Zustimmbarkeit als Grundbias nicht zu stören, was es bedeutsamer macht, wenn einzelne Aussagen abgelehnt werden. Da der jeweilige Faktor im Alltag verschiedene Dimensionen hat, wurde versucht, mit den jeweils fünf Fragen abzubilden. Für eine Begründung der Unterdimensionen ist in diesem Rahmen leider kein Platz, aber eine Prüfung der Interkorrelationen hat für einen neu entwickelten Test zufriedenstellende Werte für Cronbachs alpha ergeben, die erwartungsgemäß nicht an das Niveau des IPC-Test heranreichen.

Kohärenz und Attribution im Kontext von Alkoholismus und Therapie
Bisher liegen wenig spezielle Ergebnisse aus dem Umfeld der Attributionsforschung oder zum Kohärenzsinn vor, wenn, dann kamen diese im Rahmen der Testung der Validität der oben aufgeführten Konstrukte zustande: Gruppen die entweder wegen ihres guten gesundheitlichen Zustandes und der Bereitschaft, von sich selbst hohe Leistung abzuverlangen, selektiert werden, weisen laut Antonovsky überdurchschnittliche Kohärenzwerte auf : zum Beispiel Offiziersanwärter. In abgeschwächter Form gilt dies auch für Beschäftigte des Gesundheitswesens und andere homogene Gruppen (Antonovsky 1997, S. 84)[34] Das könnte auch auf die Mitarbeiter des VRA zutreffen.

Ebenso gibt es Ergebnisse, die man auf die Klienten übertragen könnte: Broda et. al. führten 1996/97 eine Studie unter jeweils rund einhundert männlichen und weiblichen Patienten im Alter von 40 Jahren in einer psychosomatischen Rehaklinik in Deutschland durch, die durchgängig niedrigere Kohärenzwerte ergab.[35] Zu ähnlichen Befunden kamen Sack et. al. 1997 bei Patienten einer psychosomatischen Universitätsklinik (Stichprobe circa eintausend Personen).[36]

Insgesamt scheint das Kohärenzgefühl bei Frauen meist niedriger als bei Männern zu sein. Es steigt normalerweise mit dem Alter an[37] und ist allgemein bei klinischen Gruppen niedriger als bei Zufallsstichproben.[38] Die Tatsache, dass sich die Absenkung der Werte bei psychosomatischen Patienten, aber weniger bei somatischen Krankheiten zeigt, spricht für eine Verbindung des SOC mit seelischen Beschwerden. So erklärt sich auch der auf eine Stichprobe unter Frauen von Franke (1997) verzeichnete Befund,

---

[34] Die Werte aus Antonovsky (1997) sind aufgrund der dort verwendeten 21-Item-Skala nicht mit den Ergebnissen des oben aufgeführten 6-Items-Tests vergleichbar, auch wenn grundsätzlich von einer kulturübergreifenden Validität und Universalität des SOC (Sence Of Coherence) ausgegangen werden kann.

[35] Siehe Franke (1997, S.175).

[36] Siehe Franke (1997, S.176).

[37] Dieser Befund spricht für die Interpretation, dass das Kohärenzgefühl auch als Resultat gefestigter sozialer Integration steigen kann und somit als entsprechender Indikator verwendet werden könnte: zum Beispiel für Desintegration von CMA-Patienten.

[38] Siehe Franke (1997, S.177).

dass bei auffälligem Substanzkonsum (darunter auch Alkoholiker) ein signifikant abgesenkter SOC auftritt.[39]

Da Alkohol auch allgemein als Ursache für Aggressionen angesehen wird, kann nicht ausgeschlossen werden, dass diese Erwartung das Auftreten von realen Gewaltakten begünstigt und darüber hinaus dem Individuum eine Selbstentlastungsmöglichkeit für das gezeigte Verhalten durch die Attribution auf die externe "Gewaltquelle Alkohol" (vgl. Leonard/Jacob 1988) liefert. Auch berichten das Umfeld und Personen, die im Rahmen ihrer beruflichen Tätigkeit häufig Kontakt mit Alkoholikern haben (zum Beispiel auch Hausärzte) von ausgeprägter Selbstüberschätzung hinsichtlich der eigenen Fähigkeit, mit dem Trinken aufhören zu können. Mit zunehmender Langzeitschädigung und Alter dehnt sich diese Überschätzung auf die praktischen und kognitiven Fähigkeiten aus.

So verdeutlichen motivationspsychologische Studien, dass Männer an das Alkoholtrinken die Erwartung einer Steigerung des Machtgefühls und eines Nachlassens von Ohnmachtsgefühlen hatten. Machtgefühle, insbesondere unrealistische Allmachtsphantasien, wiederum können durchaus die Hemmschwelle für aggressive und gewalttätige Verhaltensweisen absenken. Diese Selbstüberschätzung geht auch schnell in Fatalismus über, wenn Grenzen aufgezeigt werden.

Dementsprechend kam man im Rahmen der Untersuchung der differentiellen Validität des IPC-Tests zu dem Befund, dass höhere Werte für Fatalismus und Externalität bei Alkoholikern beobachtet werden können, die sich am Anfang einer stationären Entwöhnungsbehandlung befinden (Krampen & Nispel 1978). Vieles spricht dafür, dass dieses Muster sich bereits während der Alkoholerkrankung ausbildet, die bezogen auf das Suchtverhalten durch zunehmenden Kontrollverlust[40] über den Alkoholkonsum, aber als deren Folge auch zu einem Verlust der Kontrolle über das eigene Leben und seine soziale Beziehungen führt.

Während man bezogen auf die Attributionskonstrukte eine Veränderbarkeit durch Erfahrung erwarten kann, muss in dieser Querschnittstudie die Frage der Stabilität des Kohärenzsinnes (SOC) zwar unbeantwortet, aber reflektiert bleiben: Je nach Standpunkt kommt man zu einer anderen Interpretati-

---

[39] Siehe Franke (1997, S. 183).
[40] Siehe Groenemeyer (1999, S. 204) auch zum sozialen Kontext der Definition des Alkoholismus als Krankheit.

73

on und Diskussion der Ergebnisse. Zur Frage der Stabilität des SOC nach dem 30. Lebensjahr gibt es widersprüchliche Ergebnisse.[41]

Wenn Antonovsky die Wirkung eines niedrigen SOC in einer geringeren Widerstandskraft gegenüber Stressoren vermutet, ergibt sich auch eine Verbindung zur kulturanthropologisch ausgerichteten Erklärung der gesellschaftlichen Funktion des Alkoholkonsums für den Spannungs- und Stressabbau. Aus dieser Perspektive würde ein in der Sozialisation ausgeprägter niedriger SOC für eine erhöhte Anfälligkeit für den Alkoholmissbrauch sprechen. Doch ist gleichzeitig nicht die These von der Hand zu weisen, dass sich ein niedriger SOC erst als Folge der Alkoholabhängigkeit und der chronischen Mehrfachschädigung speziell durch den Abbau sozialer Ressourcen (Leonhardt/Mühler 2006) entwickeln kann.

2.1.3 Grundannahmen und Hypothesen

Wie oben dargestellt, kann die Entwicklung des AS-Test längerfristig zu der Möglichkeit führen, Aussagen über den Zusammenhang von bestimmten Aspekten des sozialisierten Weltbildes (Kontrollüberzeugung als Kausalattribution) und geeigneten Entwicklungskontexten zu treffen. Demnach sollte man zuerst versuchen, die jeweilige soziale Umgebung eines alkoholkranken Menschen als Entwicklungskontext zu verstehen. Dieser kann theoretisch entweder integrativ wirken und dabei helfen, soziale Kompetenzen aufzubauen, oder zu einer weiteren Akzentuierung der Desintegrationsprozesse führen, wie man es leider aus der Lebenslagenforschung langjähriger Alkoholkranker kennt. Ohne Hilfe und auf sich selbst gestellt in einer Umgebung, die selber keine Hilfsressourcen besitzt, ist eine Kumulation von Risikofaktoren und ein Ressourcenabbau hoch wahrscheinlich. Demnach wird erwartet, dass diese sozialdesintegrativen Folgen langjähriger Abhängigkeit neben der Persönlichkeitsakzentuierung auch zu einer spezifischen Veränderung der Kausalzuschreibung und auch zu einem niedrigeren Kohärenzsinn führen, welcher den zwangsläufig sich daraus ergebenden Verlust der Widerstandsfähigkeit gegenüber belastenden Ereignissen widerspiegelt.

Die Veränderung der Kausalattribution wird über das theoretische Konstrukt des „Attributionsstils" zu fassen versucht. Ein solcher Test müsste eine hohe Sensibilität beziehungsweise Reaktivität in Bezug auf individuelle Entwicklungs- und Lernprozesse aufweisen.

---

[41] Franke (1997, S. 182) und Broda et. al. (1996) stellten Stabilität über drei Messzeitpunkte fest – vor, während und nach einer Therapie; Sack et al. (1997) zeigten, dass sich die Werte von Patienten während einer psychosomatischen Behandlung erhöht hatten und danach wieder absanken.

Zuerst wird davon ausgegangen, dass es für die Kausalattribution relevant ist, in welchem Sozialisationskontext man eingebunden ist: Primär sollte man zwischen der Integration in einem Gemeinschaftskontext (Gruppe) oder in einem Gesellschaftskontext (autonomes Individuum) unterscheiden. Es wird angenommen, dass starke Individualisierung in Kombination mit hoher Integration in einen funktionalen Gesellschaftskontext mit einer relativ universellen Attribution verbunden ist. Dieses Muster wird hier definiert als *„paralleler Attributionsstil"*. Diese *parallele* Attribution auf alle drei Instanzen wird bei jungen Menschen erwarten, die sich vom Elternhaus weitgehend gelöst haben, aber noch keine feste Berufsrolle im Leben gefunden haben.

Im weiteren Lebensverlauf wird es unwahrscheinlicher, dass ausgeprägte individuelle Ungebundenheit und Offenheit eine adäquate Anpassung an gesellschaftliche Anforderungen sein können. Ähnlich dem bekannten Bild des „Lebensbaumes" steht am Anfang und am Ende der Biographie eine starke Bindung an konkrete Gemeinschaft, zum Beispiel in Form der Primärgruppe (Familie) und damit verbundener weltanschaulicher beziehungsweise berufsgebundener Partikularität der Ansichten. Bezogen auf die Kausalattribution wird angenommen, dass dieser partikuläre Sozialisationskontext mit einer relativ einseitigen Hervorhebung oder Ablehnung einzelner Kausalinstanzen (Natur/Soziales/Umwelt) verbunden ist, und wenn funktional gefestigt, auch mit einem hohen Kohärenzsinn verbunden sein kann. Dieses Muster wird als *absoluter Attributionsstil* definiert.

Falls keine eindeutige Klassifikation möglich ist, wird vorgeschlagen, von einem *diffusen Attributionsstil* zu sprechen. Dabei wird angenommen, dass Diffusität entweder im Übergang auftritt, aber für diese Studie viel wichtiger: auch einen Mangel an Integration in einen bestimmten Kontext anzeigt (Gemeinschaft und /oder Gesellschaft), der als Folge sozialer Desintegration Hintergrund für niedrige individuelle Ressourcen der Konfliktbewältigung sein könnte und ohne spezielle Hilfe mit einem niedrigen Kohärenzsinn verbunden sein müsste.

Paralleler Attributionsstil:	(Gesellschaftsintegration) hohe Ausprägung aller drei Faktoren beziehungsweise von mindestens zwei Variablen
Absoluter Attributionsstil:	(Gemeinschaftsintegration) hohe Differenz zwischen den Ausprägungen der drei Variablen (zum Beispiel nur Items für „Soziales" hoch, andere niedrig)

Diffuser Attributionsstil: geringe beziehungsweise widersprüchliche
Ausprägung aller drei Faktoren

Welche Annahmen können speziell für die Studie im VRA e.V. getroffen werden?
Es wird erwartet, dass speziell bei langjähriger Alkoholabhängigkeit mit hoher Wahrscheinlichkeit ein diffuser Attributionsstil ausgeprägt wird. Dieser könnte sich als subjektiv funktionale Anpassung an mangelnde gemeinschaftliche und gesellschaftliche Integration entwickeln, weil auf diese Weise sehr einfach Konflikte minimiert und der Selbstwert geschützt werden kann.

Aus der Perspektive der Attributionsforschung ergibt sich folgendes Gesamtbild für die Aufgabe einer Rehabilitationseinrichtung für CMA-Patienten: Es werden erhöhte Fatalismus- und Externalitätswerte auf Basis des IPC-Tests erwartet. Zugleich muss die Einrichtung eine heterogene Gruppe von Menschen auffangen. Ein Teil wird recht konfliktarm und mit sich selbst zufrieden (hohe Kohärenzwerte), aber auch krank, sich durch Diffuse Attribution an ihre soziale Desintegration angepasst haben. Die andere Gruppe wird im Konflikt mit ihrer sozialen Rolle als krank und abhängigkeitskrank stehen (geringe Kohärenzwerte) und eine starke Betonung ihrer Autonomie und individuellen Selbstbestimmung aufweisen, die zumeist keinen realen Hintergrund hat.

Da die Studie auch die internen und externen Mitarbeiter der Einrichtung sowie eine größere Gruppe von Studenten einbezogen hat, waren auch Annahmen zu den Gruppenunterschieden zu treffen:

Die Gruppe der Studenten befindet sich vermutlich am ehesten in einem Sozialisationskontext, der hohe Kohärenzwerte, hohe Internalität und universelle Attribution erwarten lässt. Bei den Mitarbeitern des VRA e.V. ist es dagegen wahrscheinlicher, dass diese „eine Rolle im Leben gefunden haben" und sie bei langjährigem Engagements in einer Einrichtung der Hilfe benachteiligter, aber auch oft als „schwierig" wahrgenommener Menschen sich mit dieser Aufgabe auch identifizieren. Es ist anzunehmen, dass die Mitarbeiter eher eine Gruppenidentität zum Beispiel im Kontext ihrer Berufsausübung aufweisen, als dass die Einrichtung aus den Klienten eine positiv besetzte Eigengruppe macht oder dass sich die Studenten einer deutschen Massenuniversität sich als „Gemeinschaft"[42] sehen.

Trotz der Existenz unterschiedlicher Attributionsstile wird erwartet, dass jeder dann mit einem hohen Kohärenzgefühl verbunden sein kann, wenn die Attribution funktional in den Kontext passt beziehungsweise mit der Lebenslage korrespondiert. Wenn es lediglich auf die Qualität der Integration als Passung individueller Erwartung und sozialem Kontext ankommt, sind verschiedene Arten gleichwertiger sozialer Integration möglich.

Somit kann für die Bedingung fehlender externe Hilfe erwartet werden, dass sich dabei ein diffuser Attributionsstil entwickelt, der mit niedrigem Kohärenzsinn[43] einhergeht. Ob sich dann durch die Betreuung eher der Attributionsstil oder der Kohärenzsinn ändert beziehungsweise Kohärenzunterschiede differenzierte Betreuungsformen rechtfertigen, kann diskutiert, aber bei diesem Design nicht abschließend beantwortet werden. Die zukünftige Aufgabenstellung besteht daher auch darin, zu Anhaltspunkten über die längerfristige Stabilität des Kohärenzsinnes (SOC) zu gelangen.

2.1.4 Ergebnisse

Neben der Testung oben genannter Hypothesen, hatte die Studie auch das Ziel, die Zusammenhänge zwischen den Einzeltests zu prüfen. Diese Ergebnisse spielen in der folgenden Auswertung keine besondere Rolle. Vielmehr wurde der Schwerpunkt auf die gefundenen Gruppenunterschiede, auch zwischen den einzelnen Häusern des VRA e.V., gelegt.

Die Erhebung fand im Dezember 2006 statt und erfolgte auf freiwilliger Basis. Die Stichprobe umfasste 81 gültige Fälle von zu diesem Zeitpunkt insgesamt 117 betreuten Klienten. Zum Vergleich dienten zum einen die Werte von Mitarbeitern des VRA (28 Fälle), sowie jene von Fremdfirmen, die mit dem VRA verbunden sind, aber in keiner direkten therapeutischen Beziehung zu den Klienten stehen (39 Fälle). Diese beiden Gruppen können - was die Frage eines eventuellen Alterseffektes betrifft – mit einem den Klienten vergleichbarem Altersdurchschnitt von 40-50 Jahren als Vergleichsgruppe angesehen werden.

---

[42] Unabhängig davon, dass dieser Begriff teilweise mit negativer Assoziation belegt ist und erst in letzter Zeit am akademischen Bereich wieder als neutraler analytischer Begriff Anwendung findet.

[43] Auch wenn die Items des Konstruktes Kohärenzsinn sich anscheinend auf die Vergangenheit beziehen, wird damit in der Befragungssituation die aktuelle Bewertung der Vergangenheit gemessen, die dadurch in der selektiven Erinnerung immer modifiziert wird.

Zusätzlich standen Daten von insgesamt 117 Studenten der Sozialwissenschaften zur Verfügung, die im Oktober 2006 ebenfalls zur Kausalattribution und zum Kohärenzsinn befragt worden sind.[44] Zu bemerken ist, dass nach der Befragung der Studenten die jeweils faktoranalytisch am schlechtesten ladenden Items für jede der drei Attributionsinstanzen geändert worden sind. Daher wurden für den Vergleich jeweils nur vier Frage-Items herangezogen. Außerdem liegen für den IPC-Test mit der zur Test-Eichung erstellten Normalstichprobe aus den Jahren 1979 und 1980 Vergleichswerte vor, von deren längerfristiger Gültigkeit man ausgehen kann[45]

Die Tabelle 2.1 gibt eine Übersicht der Teilnahmebereitschaft, Eignung und Verteilung der Klientenstichprobe über die einzelnen Häuser der Einrichtung. Auffällig ist die noch recht geringe Fallzahl der Außenwohngruppe Wachau. Wie bei jeder Fragebogenerhebung stellte sich die Frage der Bereitschaft und Kompetenz der Probanden, sich mit den gestellten Fragen überhaupt auseinanderzusetzen.

Tabelle 2.1: Übersicht über Teilnahme und Erhebungsquote beim Pretest am 21.12.2006[46]

	Haus am Park	Pro- zent	Gül- den- gos- sa	Pro zent	Außen- wohn- gruppe Wa- chau	Pro zen t	Ge- samt	Pro- zent
betreute Klienten	50		45		22		117	
Vorliegen einer Einver- ständnis- erklärung	44	88,0	44	97,8	18	82	106	**90,6**

---

[44] Da sich das Geschlecht im Rahmen der Studentengruppe als unbedeutend für Kohärenz und Attribution herausgestellt hatte und die Klienten ausschließlich männlich sind, kann eine besondere Berücksichtigung dieser Variable unterbleiben.

[45] Für diesen handlungsorientierten Attributionstest existiert - abgesehen vom längeren „FKK-Test" ebenfalls von Krampen - keine aktuellere Version, da die sozialpsychologische Forschung sich in den 90er Jahren auf andere Themen konzentriert hat.

[46] Zahl der auswertbaren Fälle: Bereinigt um unvollständige Fragebögen beziehungsweise mit problematischem Antwortmustern / oder bei Befragung entstandener Verdacht auf Dyslexie / Konzentrationsschwäche usw.

Auswertbare Tests Anteil an Klienten	33	66,0	31	68,9	17	77,3	81	69,2
Anteil an Teilneh-mern		75,0		70,5		94,4		76,4

Da aus der Feldbeobachtung während der Erhebung hervorgegangen ist, dass ein Teil der Fragebögen aufgrund mangelnder Lese- und Konzentrationsfähigkeit während des Ausfüllens eingesammelt werden musste, ein anderer Teil aufgrund von Misstrauen und Unlust nichts ausfüllen wollte und keine Einverständniserklärung unterschrieben hat, ist abgesehen von dem wahrscheinlich höheren Fähigkeits- und Motivationsniveau der Außenwohngruppe kein spezieller Bias der Ausfälle zu erwarten.[47] Insgesamt konnten knapp 70 Prozent, in der Außenwohngruppe dementsprechend knapp 80 Prozent der Klienten erfasst werden.

Wie unterscheiden sich Attribution und Kohärenzsinn der einzelnen Gruppen?

Die Tabelle 2.2 gibt eine Übersicht der Werte des IPC-Tests und des Kohärenzsinnes (KS), was die Diskussion einiger Gruppenunterschiede ermöglicht. Zuerst bietet sich der Vergleich der Klienten mit Mitarbeitern und Studenten an: Die Kohärenzwerte der Klienten sind insgesamt wie erwartet deutlich niedriger, als bei den Studenten und Fremdfirmen. Was bedeutet dieses Ergebnis vor dem Hintergrund der Vorannahmen?

Wie bereits oben ausgeführt, wird der Kohärenzsinn als individuelle Bewältigungsressource verstanden, die in der frühen Sozialisation im Gemeinschaftskontext ausgeprägt wird und später als Schutzfaktor die Verarbeitung von gesellschaftlichen Risikofaktoren unterstützt. Antonovsky folgend, kann ein niedriger Kohärenzsinn die Anfälligkeit für Alkoholismus begünstigt haben, wenn er bereits zum damaligen Zeitpunkt vorgelegen hat. Andererseits wird hier zusätzlich vermutet, dass die desintegrativen Folgen langjähriger Abhängigkeit, die offensichtlich anhand des bei jedem Klienten vorliegenden Betreuungsbedarfes dokumentiert sind, eine Abnahme der

---

[47] Es handelt sich um eine Mischung aus Fällen schwerer CMA-Schädigung und mangelnder Kooperationsbereitschaft unter Klienten, die noch nicht lange betreut werden oder ihren Status nicht anerkennen.

Kohärenzwerte bewirken können. In dieser Hinsicht bestätigen die Daten die Vorannahmen und einen grundsätzlichen Rehabilitationsbedarf.

Im Rahmen des Konzeptes der Integrationsebenen des Gemeinschafts- oder Gesellschaftskontextes weist das Ergebnis auf eine Zwischenstellung der familiengruppenorientierten Integration im VRA hin, die weder eine starke Identifikation der Klienten als Gesamtgruppe noch eine Integration als selbstverantwortliches Individuum im Gesellschaftskontext bedeutet.

Tabelle 2.2 Übersicht der Werte aus dem IPC-Test und zum Kohärenzsinn[48]

Gruppe	Internalität (I-Skala)	Soziale Externalität (P-Skala)	Fatalismus (Zufall / Natur C-Skala)	Kohärenz-sinn
Klienten (alle Häuser)	34,3	25,4	25,5	*2,58*
Haus am Park	36,1	*27,6*	*27,2*	*2,52*
Außen-wohnen Wachau	*31,1*	23,7	24,0	*2,95*
Zweigstelle Güldengossa	34,0	24,0	24,5	*2,45*
Mitarbeiter (Januar 07)	36,2	*20,7*	*20,7*	*3,52*
Fremd-firmen (Februar 07)	36,3	25,8	24,7	3,16
Studenten (2006)	34,9	24,2	*23,4*	*3,37*
Studenten (1980) männlich / weiblich	35,3 / 34,2	23,4 / 22,9	23,2/ 24,8	

---

[48] Skalenbereich für Kohärenzsinn von 1 bis 6, daher technischer Mittelwert bei 3,5.

Normal-stichprobe (1979)	35,9	25,4	26,9
Alkoholi-ker (1980)	35,3	26,7	29,2
Strafge-fangene (1980)	36,0	26,9	28,5

Ganz gegenteilig sind die hohen Kohärenzwerte der Mitarbeiter zu interpretieren, wobei beachtet werden sollte, dass jene im Rahmen ihrer Tätigkeit im VRA befragt worden sind und die Ergebnisse als berufsspezifisches Selbstbild interpretiert werden sollte, welches mindestens soweit aktiv sein dürfte, wie die Tätigkeit im VRA Raum im Leben einnimmt.

Die hohen Kohärenzwerte zeigen eine hohe Identifikation mit den Aufgaben des VRA an und deuten auf eine Art „gemeinsamen Weltbildes" hin, das bezogen auf die Rolle in Interaktion mit den Klienten und den Aspekt der Attribution auch darin zu besteht scheint, soziale Machtlosigkeit und Fatalismus für sich selbst und andere abzulehnen (niedrige Werte der P- und C-Skala in Tabelle 2.2).

Die Frage, ob diese Überzeugungen als Kriterium für die Aufnahme einer Tätigkeit im VRA wirken, oder diese sich erst im Verlauf der Tätigkeit ausprägen, kann bei diesem Untersuchungsdesign nicht beantwortet werden. Auf jeden Fall scheinen diese Überzeugungen einen positiven Einfluss auf das Sinnempfinden (Kohärenzempfinden) der Mitarbeiter zu besitzen, wenn man Kohärenzempfinden als dynamische Größe beziehungsweise Indikator für Integration interpretiert. Geht man davon aus, dass Kohärenzempfinden eine Disposition beziehungsweise individuelle Ressource ist, dann spricht vieles dafür, dass Personen mit besonders hoher Widerstandfähigkeit gegenüber Sinnentwertung auch längerfristig im VRA verbleiben. Für alle anderen könnte ein hohes Burnout-Risiko bestehen.

Im Unterschied zu den Klienten kann man für die Mitarbeiter eindeutiger davon ausgehen, dass langfristige hohe Identifikation ein gewünschter Effekt ist. Da für Klienten früher oder später eine erfolgreiche Rehabilitation angestrebt werden soll, würde zu starke Institutionenbindung beziehungsweise Hospitalisierung zu hohen Rückfallrisiken bei der Entlassung führen.

Was bedeuten die Unterschiede zwischen den einzelnen Klientengruppen?
Auffällig sind erhöhte Fatalismuswerte im Haus am Park, geringere Internalitätswerte in Wachau. Für letztere Lagen keine Vorannahmen vor und überraschen. Eine nachträgliche Erklärung könnte an der Tatsache ansetzen, dass diese Gruppe bereits mehr Aufgaben selbständig zu absolvieren hat und in dem Sinne eine realistische Einschätzung ihrer realen Fähigkeiten im Vergleich zur gesunden Bevölkerung vorliegt, während die intensive Betreuung in den anderen Häusern eine gewisse Illusion eigener Kompetenz bewirkt, ohne sich auf das Kohärenzgefühl insgesamt auszuwirken. In dieser Hinsicht scheint der geringere Wert für die Internalität sich nicht negativ auf den Kohärenzsinn auszuwirken: Im Gegenteil, es zeigen die Klienten der Außenwohngruppe hier die besten Werte – unter Vorbehalt der geringen Fallzahl – für eine höhere Sinnerfüllung in dieser Wohnform, die mehr auf Selbständigkeit und räumliche Trennung von den anderen Häusern setzt. Dafür spricht auch, dass die Außenwohngruppe wieder der Normalstichprobe entsprechende Werte für Fatalismus zeigt. Das gilt offensichtlich auch für die Zweigstelle Güldengossa, was in dieser Studie nicht tiefer erklärt werden kann, ohne die konkreten Gründe der Aufteilung der Patienten auf die Häuser in Wachau und Güldengossa zu analysieren.

Wie kann nachgewiesen werden, dass es je nach sozialer Rolle und Lebenssituation unterschiedliche Attributionsstile gibt, die als jeweilige kognitive Anpassung mit einem hohen Kohärenzsinn einhergehen?
Für die Beantwortung dieser Frage nach dem jeweils „optimalen Integrationskontext" oder der „besten Anpassung" sind in Tabelle 2.3 die Ergebnisse der Attributionsstile aus dem AS-Test zusammengefasst und dem Kohärenzsinn gegenübergestellt.

Tabelle 2.3 Ergebnisse der Attributionsstile aus dem AS-Test

	Klienten	Studenten	Fremdfirm.	Mitarbeiter
Kohärenzsinn	2,5 8	3,37	3,16	3,52

Anteil paralleler Attributionsstil	30,9 %	2,28	19,7 %	3,68	30,8 %	2,94	16,7 %	3,50
Anteil absoluter Attributionsstil	13,6 %	2,38	18,8 %	3,47	10,3 %	3,71	25,0 %	3,81
Anteil diffuser Attributionsstil	48,1 %[49]	2,89	59,0 %	3,25	56,4 %	3,16	58,3 %	3,40

Da es sich um einen neu entwickelten Test handelt und wie oben beschrieben die Stile inhaltlich-theoretisch definiert wurden, musste eine Art Eichung vorgenommen werden. Dazu dient die zuerst untersuchte Studentenstichprobe, deren am stärksten parallel beziehungsweise absolut attribuierendes Fünftel die Grenzwerte lieferte, die auch für die anderen Stichproben beibehalten wurden.[50]

Nun zeigt sich, dass bei jeder Gruppe der Kohärenzsinn mit einem anderen Attributionsstil korrespondiert![51] Die Studenten, deren soziale Integration (zumindest im Hörsaal) auf der Rolle des ungebundenen Individuums basiert, besitzen die höchsten Werte bei paralleler Attribution. Daher: Je universeller wir diese kognitiven Kausalfaktoren aus verschiedenen Ebenen beachten (Individuum/ Sozial/ Natur), desto besser sind die Kohärenzwerte, somit das Sinnempfinden. Je universeller die Attribution, desto besser die Integration in diesem Kontext.

Dagegen handelt es sich bei den Mitarbeitern um Personen, die in der Rolle als Mitglieder einer Gruppe mit hohem Identifikationsbonus befragt wurden und diesen Aspekt der Identität ausgedrückt haben. Bei dieser Eigengruppe wird die Ebene der Gemeinschaftsintegration getestet, welche wie angenommen die beste Integration (hoher Kohärenzsinn) bei absoluter beziehungsweise partikularer Kausalattribution bietet. Der geteilte Gruppensinn drückt sich, wie oben gezeigt, in dieser spezifischen Selektivität der als legitim empfundenen Kausalfaktoren aus.

---

[49] Unter den Klienten der Außenwohngruppe macht der Anteil diffuser Attribution sogar 59 Prozent aus (11 von 17).

[50] Für die Darstellung der Berechnung des Attributionsstils war hier leider aus Platzgründen keine Möglichkeit.

[51] Wenn man Fremdfirmen und Mitarbeiter hier als eine Gruppe betrachtet.

Eine weitere Variante scheint die Rolle des Klienten zu sein. Diese besitzen augenscheinlich nicht deshalb ein geringeres Kohärenzempfinden, weil sich diese zu wenig autonom (Gesellschaftskontext) oder zu wenig einer Eigengruppe zugehörig sehen, sondern im Gegenteil: Diejenigen haben die größte Identifikations- und Sinnprobleme, welche zu stark auf Autonomie oder Gruppenidentität setzen.[52] Am besten im Kontext des VRA sozial integriert scheinen diejenigen Klienten zu sein, deren Attributionsstil kein paralleles oder absolutes Muster aufweist, sondern der Restgröße des diffusen Attributionsstils zugeordnet wurden. Das entspricht den Annahmen zu den Folgen der Desintegration, die ein Muster erzeugen, auf das sich auch der VRA anpassen muss, möchte er die Klienten dort auffangen, wo sie bei Aufnahme stehen.

Eine mögliche alternative Erklärung wäre, dass die Klienten mit den höchsten Bewältigungsressourcen (hoher Kohärenzsinn) sich durch einen diffusen Attributionsstil an den Kontext der Klinik anpassen können oder diesen durch Konfliktvermeidung während der Suchtkarriere bereits vorher erworben haben. Wer bedingt durch Suchterkrankung ins soziale Abseits gelangt ist, aber noch relativ höhere Bewältigungsressourcen besitzt, gewöhnt sich eventuell besser daran, zum einen keine positive Gruppenidentifikation und zugleich keine hohe Autonomie zu besitzen (besonders dem Suchtmittel gegenüber). Diese Anpassung an soziale Desintegration mittels diffusen Attributionsstils könnte somit verstärkt in der Gruppe der unauffälligen Alkoholiker auftreten.

Die Kombination aus diffusem Attributionsstil und relativ höherem Kohärenzsinn könnte aber auch als Effekt einer positiv wirkenden Betreuung interpretiert werden. Dieser Betreuungseffekt würde für die sozial zweiseitig desintegrierten Klienten, die zum einen keine Aussicht auf ein vollkommen selbständiges Leben (Bedarf dauerhafter Hilfe zum Durchhalten der Abstinenz), aber auch wenige gemeinschaftliche Bindung zum Beispiel zur eigenen Familie oder zum ehemaligen Umfeld besitzen, die einzige, aber institutionalisierte Form sozialer Integration zu sein. Diese Integrationsform entspricht anscheinend weder der Gemeinschaft- noch der Gesellschaftsintegration und ist wahrscheinlich nur in einem künstlichen Umfeld stabil.

Die Zusammenhänge, die bereits auf Basis der Anteile der Attributionsstile und dem Kohärenzsinn sichtbar waren, können auch im Rahmen bivariater Korrelationsanalyse belegt werden. In Tabelle 2.4 zeigen sich stark positive Zusammenhänge zwischen Kohärenzsinn und dem für die einzelnen Grup-

---

[52] Sicher spielt hier auch Identifikation mit altem sozialem Umfeld eine Rolle.

pen angenommenem Integrationsmuster, dass durch den Attributionsstil operationalisiert wurde.

Auffällig ist die hohe Korrelation zwischen den Skalen des IPC und des AS-Tests. Für alle Gruppen gilt, dass Fatalismus immer mit einem niedrigeren Kohärenzsinn einhergeht, was die Ergebnisse zur Außenwohngruppe unterlegt. Augenscheinlich ist, dass gerade für Klienten der Kohärenzsinn lediglich mit dem Fehlen von Fatalismus zusammenhängt, während für Studenten auch Internalität und für Mitarbeiter auf einem fast signifikanten Niveau die Ablehnung sozialer Externalität positiv mit dem Kohärenzsinn einhergeht.

Tabelle 2.4 Bivariate Zusammenhänge mit „Kohärenzsinn", nach Fallgruppen[53]

	Klienten	Studenten	Mitarbeiter
Kausalfaktor „Individuum"	-0,033	+0,195*	+0,177
Kausalfaktor „Sozial"	-0,064	+0,152 (alpha 0,102)	-0,327 (alpha 0,096)
Kausalfaktor „Natur"	-0,159	+0,075	-0,268
I-Skala (Internalität)	-0,087	+0,269**	+0,176
P-Skala (extern − sozial)	-0,185	-0,269**	-0,345 (alpha: 0,091)
C-Skala (extern − Fatalismus)	-0,357**	-0,325**	-0,420*

---

[53] Da geringe Fallzahlen vorliegen, wurde der Wert von alpha mit angegeben, wenn dieser nahe dem Signifikanzbereich von 95 Prozent lag.

Paralleler Attributionsstil	-0,260*	*+0,222**	-0,013
Absoluter Attributionsstil	-0,104	+0,068	*+0,203*
Diffuser Attributionsstil	*+0,436***	-0,222*	-0,246

Insgesamt kann für die Konzeption des Attributionsstils als Indikator für soziale Integrationsprozesse festgestellt werden, dass sich je nach Lebenssituation und sozialer Rolle unterschiedliche Attributionsstile ausprägen. So kann paralleler, aber auch absoluter Attributionsstil mit hohem Kohärenzsinn (sozialer Integration) verbunden sein.

Zusammenfassung und weiterführende Fragestellungen
Das Gesamtbild der Ergebnisse lässt es als aussichtsreich erscheinen, sich weiter mit dem Zusammenhang zwischen Attribution und Kohärenzsinn zu beschäftigen. Dieser sozialpsychologische Forschungsansatz kann tiefgründigere Indikatoren für die Form und Qualität sozialer Integration liefern. Dabei ist der praktische Aufwand gerade im Vergleich mit qualitativen Erhebungen erheblich niedriger und zugleich kann man von einer weit geringeren Anfälligkeit für Antworten ausgehen, die unter dem Druck sozialer Erwünschtheit zustande kommen, wenn man direkt nach dem Befinden fragen würde.

Auch liefern die Attributionsmuster Aufschluss über die funktionale Beziehung zwischen Klienten und Mitarbeitern. Leider war es nicht möglich, im Rahmen der anonymisierten Erhebung zusätzlich zwischen Pflegern und Therapeuten zu differenzieren.

Die Mitarbeiter des Vereins, die alltäglich nicht nur spezifisch definierte therapeutische Interaktionen mit den Klienten gestalten, sondern in ihrer Person selber Teil und menschliche Vertreter der Institution und einer im Alltag leitenden Grundidee sind, weisen ein gemeinsames Muster auf, das sich klar von dem der Klienten unterscheidet: Es konnte eine deutliche Ablehnung der Attribution auf Natur und geringer Fatalismus festgestellt werden, der sich vermutlich auch darin niederschlägt, dass man den Alkoholismus und im besonderen seine Folgen nicht als angeboren oder vorbestimmt hinnimmt, sondern auch an die Eigenverantwortung des Betroffenen glaubt. Eine solche Haltung kann dann auch den Klienten gegenüber besser indirekt anhand eigenen Handelns und Denkens als durch Belehrungen vermittelt werden, was wiederum deren Rehabilitationschancen zugute kommen dürfte. Die Tatsache, dass diese Gruppe die höchsten Werte für das Kohärenzgefühl und zugleich auch eine Tendenz zu absoluter Attribution aufweist, verdeutlicht, dass dieses gemeinsame und wahrscheinlich nicht nur an den Arbeitsplatz gebundene Weltbild in dieser Hinsicht eine als Gruppe integrierende Bedeutung hat.

Wie angenommen, zeigen die Klienten im Durchschnitt eine weitaus weniger gefestigte Integration in normale soziale Kontexte auf, was auf die lange Abhängigkeitserkrankung zurückgeführt werden kann. Den positiven Effekt der Unterbringung im VRA kann man durch den Vergleich der Fatalismus- und Externalisierungswerte aus dem IPC-Test nachweisen, da im VRA – im Unterschied zu den Stichproben unter Alkoholikern und Strafgefangenen – keine gegenüber der Normalbevölkerung erhöhten Werte nachweisbar waren. Ausschließlich im Haus am Park, in dem zumeist die Aufnahme von Patienten erfolgt, sind diese Werte noch leicht erhöht.

Die Tatsache, dass trotz des Konzeptes der Familiengruppe im Vergleich zu den Mitarbeitern weit weniger eine Identität als Eigengruppe entwickelt wird, mag auf den ersten Blick enttäuschen, doch besteht darin auch ein Schutz vor allzu starker Hospitalisierung. Eine Studie, welche nach Unterbringungsdauer und Ausmaß der Langzeitschäden differenzieren kann, würde vermutlich die Existenz sehr unterschiedlicher Klientengruppen mit spezifischen Rehabilitationspotenzialen nachweisen können. Das signifikant höhere Kohärenzgefühl und geringere Fatalismuswerte der Außenwohngruppen sprechen für die Notwendigkeit spezieller Förderung eines Teiles der Klienten durch die Möglichkeit höherer Autonomie als Übergang in weitgehende Selbständigkeit, da die niedrigere Internalität auf höhere Bereitschaft zur Annahme externer Hilfe und somit ein realistischeres Selbstbild hindeutet. Die Gruppe der Klienten mit ausgeprägt parallelem Attributionsstil wäre für diese Behandlungsform möglicherweise weniger geeignet, da deren Kohärenzsinn niedrig und der Autonomieanspruch desintegriert und konfliktreicher zu sein scheint. Eine längerfristig ausgelegte Untersuchung könnte vermutlich nachweisen, dass dieses Muster sich zunehmend abbaut, je mehr man die Fähigkeit wieder erlangt hat, externe Hilfe anzunehmen. Die Messung von Attribution und Kohärenzsinn könnte diese Prozesse nachzeichnen.

Da aufgrund der Vorannahmen offen bleiben sollte, ob die Kohärenzwerte als stabiler Kohärenzsinn oder als eine durch Sucht und die Rehabilitation veränderliche Größe (Kohärenzempfinden) interpretiert werden, ergeben sich je nach Gesichtspunkt unterschiedliche Erklärungsansätze:

Der These der Variabilität des Kohärenzsinnes (als Kohärenzempfinden) folgend, könnte man zu dieser Interpretation kommen: Die Tatsache, dass der Kohärenzsinn von Klienten mit diffusem Attributionsstil am geringsten abgesenkt ist, zeigt das Dilemma von relativ offenen Rehabilitationseinrichtungen: Der Aufenthalt soll zwar durch Sicherheit und Hilfe Ressourcen reaktivieren, aber auch keine soziale Integration in Gemeinschaft oder auf Gesellschaftsebene ersetzen, da immer eine Rehabilitation in eine dem jeweiligen Alter entsprechende „Normalität" angestrebt werden soll. Die Desintegration wird zuerst aufgefangen und durch Hilfe die Lebensqualität gesteigert, ohne dass an den suchtbedingten Einschränkungen der Selbständigkeit kurzfristig etwas geändert werden kann. Wer diese Hilfe nicht annehmen will (parallele Attribution), erfährt im positiven Fall eine lediglich vorübergehende Einschränkung des Kohärenzgefühles.

Geht man dagegen davon aus, dass der Kohärenzsinn eine stabiles Resultat der frühen Entwicklungsphasen ist, zeigen die Ergebnisse, dass Personen mit besonders niedrigem Kohärenzsinn, auch in einer Rehabilitationseinrichtung wie dem VRA Integrationsprobleme in Form von konflikthafter, selbstüberschätzender Attribution und Interaktion zeigen. Dann spricht der hohe Anteil von parallelem Attributionsstil in Verbindung mit geringsten Kohärenzwerten für die Existenz einer Gruppe, deren subjektiv hoher Autonomie- und Kontrollanspruch in Widerspruch zum objektiven Betreuungsbedarf für eine ausgeprägte Problematik der Realitätsverweigerung bei einem Teil der Klienten. Wenn man dieser Auffassung folgt, würde ein niedrigerer Kohärenzsinn der Klienten eine Indikation für geringere beziehungsweise bereits abgebaute individuelle Bewältigungsressourcen und erhöhte Suchtgefährdung in der Vergangenheit darstellen, die den Bedarf langfristiger und institutioneller Unterstützung untermauert. Die Frage, ob der Kohärenzsinn tatsächlich eine langfristig stabile Eigenschaft ist, oder ein Indikator für soziale Integration in unterschiedlichen Kontexten, kann bisher nicht beantwortet werden. Das kann sich erst anhand der Ergebnisse der Langzeituntersuchung im MRV zeigen.

Auch wenn nach einmaliger Erhebung die Frage unbeantwortet bleiben muss, ob die besseren Werte der Außenwohngruppe Wachau durch Vorselektion von Personen mit bereits vor der Aufnahme höherem Kohärenzsinn oder als Lernerfolg zustande kommen, muss in beiden Fällen das Potential durch Verstärkung von Autonomie in einem geschützten Rahmen stabilisiert und gefördert werden. Ansonsten können Konflikte schnell zu einer Selbstüberschätzung und Überforderung und daraus folgend auch Rückfällen führen.

2.2 LANGZEITTHERAPIE UND ZEITBEWUSSTSEIN

2.2.1 Vorbemerkung: objektive und subjektive Auffassungen über die Zeit

Auf den ersten Blick scheint Zeit eine absolute und nicht relativierbare Größe zu sein. Menschen machen sich seit jeher Gedanken über Zeit. Damit verbindet sich auch das Verständnis, Zeit nicht einfach als etwas Gegebenes hinzunehmen. Bereits im Altertum begegnen wir verschiedenen Vorstellungen über die Zeit und ihre Bedeutung. Daraus hat sich eine eigenständige Betrachtungsweise der Philosophie, Psychologie und Soziologie ergeben, in welcher die Zeit zu deren Gegenständen, Mensch und Gesellschaft, in Beziehung gesetzt wird und sich damit eine Subjektivierung ereignet. Gloy bemerkt in ihrer *Philosophiegeschichte der Zeit* (Gloy 2008, S. 9), dass diese Betrachtungsweise der Zeit, sie als Vorstellungsform des Subjekts statt als objektive Gegebenheit zu behandeln, den meisten Naturwissenschaftlern wie ein Hirngespinst vorkommen muss.

Für Wissenschaften jedoch, die sich mit menschlichem Handeln und Denken beschäftigen, reicht eine lineare und objektgebundene Zeitvorstellung nicht aus, um das Verhalten von Menschen zu erklären. Einen systematischen Zusammenhang zwischen subjektivem Denken und Handeln formulierten William und Dorothee Thomas mit dem nach ihnen benannten Theorem: Wenn Menschen eine Situation als wirklich definieren, dann ist sie ihren Auswirkungen nach wirklich (Thomas & Thomas 1928). Wenngleich ein solcher Effekt nicht überdehnt werden darf, das, was Menschen für wirklich halten, wie sie die Welt verarbeiten, das weist als Voraussetzung ihres Handelns einen gewissen Stellenwert auf[54].

Eine Entdeckung in der Physik fördert jedoch auch Gemeinsamkeiten zwischen diesen beiden Theorielinien über die Zeit, der objektiven wie der subjektiven: Einsteins Relativitätstheorie. Mit ihr verschwindet die Vorstellung einer linear vor sich hin fließenden Zeit. Auch die objektive Zeit ist relativ, etwas was in Theorie über die Subjektivität der Zeit von Anfang an etwas Selbstverständliches darstellte, wenn dem auch andere Ursachen zugrunde

---

[54] So soll in den 1930er Jahren ein als aktuelle Nachrichtensendung zu realistisch gestaltetes Hörspiel zu Orson Wells „Krieg der Welten" eine Massenpanik in Kalifornien ausgelöst haben. Tausende waren auf der Flucht vor vermeintlichen Marsianern.

liegen. Damit werden Grundeigenschaften des Zeitverständnisses wie Linearität, Irreversibilität, Zyklizität auch in den Naturwissenschaften in Frage gestellt. Das führt dazu, Zeit als Modellvorstellung zu betrachten. Alle, ob Natur-, Geistes- oder Sozialwissenschaftler ebenso wie das Alltagsbewusstsein, modellieren in einer gewissen Weise Zeit, statt auf eine Zeit an sich Bezug zu nehmen. In den philosophischen Wurzeln der Zeitauffassung (von Platon bis Heidegger) erlangt das denkende Subjekt oft nahezu grenzenlose Macht über die Zeit. Am Weitesten wahrscheinlich bei Husserl vorangetrieben, der seinen Beruf als das Studium der *reinen* Subjektivität bezeichnete und damit das reine Bewusstsein auch als zeitkonstituierend ansehen konnte (Husserl). In den Sozialwissenschaften wird Zeit hingegen zwar auch subjektbezogen betrachtet, aber grundsätzlich bodenständiger, das heißt, nicht losgelöst von den sozialen Bedingungen und bezogen auf empirisch prüfbare Hypothesen.

2.2.2 Zwei theoretische Konzepte der sozialen Zeit

Pitrim Sorokin und Robert Merton (1937) legten einen theoretischen Entwurf zum Zusammenhang zwischen sozialem Leben und Zeit vor. Ihren Aufsatz beginnen sie mit der Bemerkung, dass kein theoretisches Konzept, das Bewegung enthält, auf den Begriff der Zeit verzichten kann. Eine Theorie der Gesellschaft und damit der Menschen, die in dieser Gesellschaft handeln, muss sich also zum Begriff der Zeit positionieren. Eine solche spezifische Verbindung von Handeln und Zeit nannten sie *social time*. Ihrer Auffassung zufolge verbinden sich Handeln und Zeit unmittelbar, so dass Zeit eine kulturelle Prägung erhält. Die Wahrnehmung und der Umgang mit Zeit ist demnach etwas im Rahmen des Handelns in gesellschaftlichen Zusammenhängen Entstandenes, das zu einer kollektiven Vorstellung über Zeit führt. Zeit ist in dieser Perspektive keine kontinuierlich ablaufende Dimension, sondern wird durch den Rhythmus des kollektiven Lebens bestimmt. Insbesondere kritische oder herausragende sichtbare Ereignisse bilden darin Orientierungspunkte der Erinnerung und des Zeiterlebens. „In der Zeit nach dem Krieg, als die Weltwirtschaftskrise ausbrach", oder „kurz nachdem wir von der Kommune 1 hörten", stellen solche Periodisierungen dar, in denen sich Menschen zu sozialen Ereignissen und deren Abfolge in Beziehung setzen. Die Fähigkeit mit einer solchen kulturell geprägten Zeit umzugehen wird bereits im frühen Sozialisationsprozess erworben und formt sich im Lebenslauf aus. Die individuelle Zeitvorstellung steht also in Beziehung zur Art und Weise einer kulturellen Auffassung von Zeit und bildet die Grundlage der Koordination von Handlungsabläufen. Sowohl der Umgang mit Zeit, die Versprachlichung von Zeitangaben sowie der zeitliche Bezug sozialer Ereignisse sind Beispiele dafür. Letztlich haben Sorokin und Merton mit dem Begriff der sozialen Zeit die Erwartung verbunden, Entdeckungen der sozialen Periodisierung zu ermöglichen. Sie sahen darin einen Fortschritt gegenüber den in den Sozialwissenschaften verbreiteten quantitativen Zeitbudgetforschungen, welche gerade auf der möglichst exakten Zeitmessung basieren. Inzwischen haben beide Konzepte ihren Platz in der sozialwissenschaftlichen Forschung gefunden.

Eine andere systematische und zugleich umfassendere theoretische Auseinandersetzung um die Entstehung eines kollektiven Zeitbewusstseins, welches die Grundlage für einen kulturellen Zusammenhang darstellt, stammt von Norbert Elias (1984). Die im Spätwerk erfolgte Auseinandersetzung mit dem sozialen Kontext von Zeit basiert auf seinen theoretischen Annahmen über den Prozess der Zivilisierung (Elias 1990 [1939]). Die Grundüberlegungen von Elias richten sich auf die historische Entwicklung kultureller Bedingungen zur Ausformung von Selbstzwängen. Bedeutsam für diese Idee ist der Zusammenhang zwischen Soziogenese (der Veränderung sozialer Strukturen) und Psychogenese (Veränderung der Selbstzwangapparatur). Mit anderen Worten, ein bestimmtes Niveau der sozialen Struktur erfordert ein bestimmtes Niveau individueller Selbstzwänge. Worin besteht die Struktur und worin bestehen die Selbstzwänge? Die soziale Struktur oder Gesellschaft, die Elias als Figuration bezeichnet, ist in erster Linie gekennzeichnet durch die Interdependenzen (wechselseitigen Abhängigkeiten) zwischen den Individuen. Um ihre Ziele zu erreichen, müssen sie in Austausch beziehungsweise Kooperation zueinander treten. Die Soziogenese bezeichnet dabei den Prozess des Wachstums an Komplexität und Kompliziertheit solcher Interdependenzketten. Sie werden im Prozess der Zivilisation länger und verzweigter. Dies hat jedoch eine Grundvoraussetzung aufseiten der Akteure. Anfangs nimmt Elias bei Freud die theoretische Anleihe auf, wonach der Mensch seiner Natur nach triebgesteuert ist. Bei Elias heißt dies, der Mensch ist affektiv. In dem Maß nun, indem die sozialen Strukturen wachsen, muss die Kontrolle dieser Affektivität zunehmen. Je komplexer also die soziale Struktur ist, desto komplexer und nachhaltiger muss die Affektkontrolle der Menschen in einer jeweiligen sozialen Ordnung sein. Affektkontrolle bildet sich zunächst als äußerer Zwang (Fremdzwang) aus und wird allmählich sowohl individuell als auch kulturell verinnerlich als Selbstzwang. In seinem späteren Werk wird damit die Grundargumentation für eine Koevolution von Natur und Kultur geschaffen. Ein solcher Prozess ist die Verinnerlichung (Habitualisierung) von Zeitzwängen. Die Komplexität und Kompliziertheit von Interdependenzen erfordert eine immer differenziertere zeitliche Koordination von Handlungen, um Handlungsziele zu erreichen. Das Selbstinteresse der Akteure ist es, das sie im Laufe der Zeit

Zwänge akzeptieren lässt und damit deren Weg ins Innere, in die Psyche der Menschen Eingang gewährt. Kulturelle Fremdzwänge werden dadurch zur zweiten Natur des Menschen. Zeit spielt dabei eine immer größere Rolle und die Verwendung von Zeit wie auch die Zeitdisziplin werden zu einem Merkmal des modernen Menschen, weil die Länge und Verzweigung der Interdependenzketten einen planenden Umgang mit Zeit erfordert. Zugleich findet aber auch die Vorstellung von unterschiedlichen zeitlichen Rhythmen Platz in der Figurationssoziologie, indem zum Beispiel innerhalb bestimmter Berufe spezifische zeitliche Rhythmen ausgebildet werden.

Insgesamt sensibilisieren beide Klassikertheorien dafür, dass es einen spezifischen Zusammenhang zwischen der sozialen Bedingtheit des Handelns und der sozial geprägten Wahrnehmung der Zeit und des Umgangs mit ihr entsteht. Beide Theorien verweisen zudem darauf, dass dies erstens einen historischen Prozess mit einem hohen Maß an Kontinuität darstellt (soziale Vererbung) und zweitens nichts Äußerliches bleibt, sondern über Sozialisationsprozesse den Menschen in seinem Denken und Handeln nachhaltig prägt.

2.2.3 Zeit im Alltag

Auch wenn die theoretischen Ausführungen abstrakt erscheinen, so kann man doch bereits im Rahmen von Primärerfahrungen mit Menschen unterschiedlicher Kulturen einen Eindruck der kulturellen Bedingtheit menschlichen Zeitverständnisses bekommen. Solche Erfahrungen kann man als Tourist machen, aber auch wenn man mit Einwanderern lebt und arbeitet. Dies führt mitunter zu überraschenden Missverständnissen und dem immer gleichen Vorurteil, dass die Deutschen zum Beispiel ein sehr striktes Verhältnis zur Zeit haben. Preußische Pünktlichkeit liefert so manche Reibung zu südländischen Lebensrhythmen. Das subjektive Zeitverständnis und die zeitliche Rhythmik sind aber nicht lediglich geistige Produkte, wie wir gesehen haben, sondern soziale Attribute des individuellen Handelns. Das ist auch der Grund, weshalb sich Sozialwissenschaftler mit Zeit beschäftigen. Die individuelle Handlung, der Handlungszusammenhang mit anderen Menschen und Organisationen, aber auch die Reflexion, Bewertung und Strukturierung von Erfahrungen verlangen direkte Bezugnahme auf Zeit. In diesen geistigen Prozessen ist Zeit nicht lediglich eine metrische Skala an deren kontinuierlichem Verlauf all diese Sachverhalte platziert werden, sondern Zeit im Bewusstsein wird zu einer dynamischen und relativen Größe. Sie ist Bestandteil der Reflexion von Abläufen. Dies lässt sich empirisch sehr einfach nachweisen. Die Messung von Zeit mittels Uhren ermöglicht einen hohen Grad an Koordination der Handlungen in sozialen Zusammenhängen.

Diese Koordination, die Exaktheit benötigt, wie zum Beispiel einen Zug nicht zu verpassen, pünktlich zur Arbeit zu erscheinen oder zu einem Rendezvous zu kommen, bindet uns an den Blick zur Uhr. Je weniger Zeit bis zu X verbleibt, desto öfter vergewissern wir uns mit einem Blick auf die Uhr. Dies ist nötig, weil unser Bewusstsein diese physikalische intervallskalierte Zeit nicht abbilden kann. Es wäre auch recht hinderlich, wenn wir das Ticken eines Metronoms im Kopf hätten. Unsere kognitiven Modelle sind viel komplexer und komplizierter als ein einzelner Handlungsstrang, der auf einer physikalischen Zeitskala abläuft, da stets auch andere Randbedingungen, Vergangenheit und Zukunft gleichzeitig in diesem inneren Modell mit vorhanden sind. Eine physikalische Uhr im Kopf wäre uns stets im Weg, solche komplexen Prozesse in einen Zusammenhang zu bringen. Oftmals wird im Alltag auch von einem Zeitgefühl gesprochen, weil wir nicht genau angeben können, wie wir selbst mit Zeit, manchmal besser und manchmal schlechter, umgehen. Das ist bei allen Vorgängen, die sich habitualisieren, der Fall. Wenn man zum Beispiel einen Fußballer fragt, der ein spektakuläres Tor geschossen hat, was er genau getan hat, dann werden wir sehr diffuse und komplexe Antworten bekommen, aber keinen Hinweis darüber, was genau passiert ist, welche physikalischen Abläufe das waren, also welchen Neigungswinkel sein Körper hatte, wie sein linkes Bein beim Abschuss stand, was er mit seinen Armen gemacht hat usw. Alle Körperteile waren beteiligt, aber in habitualisierter Weise. Tausendfach geübt, haben sich komplexe Abläufe tief in seine Psyche und Somatik eingegraben und haben auf einen Auslöser „gewartet". Unseren Alltag bewältigen wir auf Grund einer Vielzahl solcher Habitualisierungen von unterschiedlicher Reichweite (Mühler 2008, Kapitel 3). Schütz war einer der ersten Sozialwissenschaftler, welcher die Bedeutung von Alltagsroutinen als gelernte Automatismen theoretisch systematisierte und ihren Stellenwert im Alltag beschrieb (Schütz/Luckmann 1991). Die Alltagsobjekte selbst und ihre zeitlichen Abläufe werden in bestimmter Weise kognitiv kodiert. Das heißt, diese Kodierung hält sich nicht an die physikalische objektive Zeit. Sie passt sich nicht lediglich diesen Abläufen an, sondern ist selbst eine aktive Größe. Das bedeutet, dass bestimmte gelernte Verfahrensweisen im Umgang mit Zeit und individuelle Intentionen diese Kodierungsweise konstituieren. Dass ist kein individualisiertes Chaos und basiert keinesfalls auf reiner Willkürlichkeit, sondern stellt, wie bereits bemerkt, einen dauerhaften Lernvorgang dar. Aus den Rückkopplungen des Handelns ergeben sich Korrekturen, die Anfangs noch sehr tiefgreifend sind und später die Gestalt leichterer Justierungen annehmen. Zusammengefasst heißt das, in unser Bewusstsein prägt sich Realität nicht wie in eine Wachsmatrize ein, sondern in ihm entstehen aktive und sehr komplexe dynamische Modelle über die Realität, welche nicht einfach nur nachvollziehen, sondern Erfahrung, Gegenwart und Antizipation gleichzeitig erfassen und in Beziehung zueinander setzen.

2.2.4 Zeitwohlstand und Zeitstress

Historisch betrachtet verfügen Menschen in den westlichen Gesellschaften durchschnittlich über mehr frei verfügbare Zeit als dies je der Fall war. Sicher gab es zu allen Zeiten bestimmte Bedingungen, die es einer kleinen Zahl von Menschen ermöglichten, relativ viel Zeit für ihre eigenen Belange zu verwenden (Rössel 2003). Heute aber ist es eine generelle Erscheinung, das heißt, es ist typisch, dass man umfangreiche Freizeit zur Verfügung hat. Dies wird auch als Zeitwohlstand bezeichnet. Im vergangenen Jahrhundert haben insbesondere Gewerkschaften für die Verringerung der Arbeitszeit gekämpft. Die Durchsetzung des Achtstundenarbeitstages ist die Errungenschaft im Arbeitskampf für einen sehr großen Teil der Bevölkerung. Man muss bedenken, dass in der Umbruchphase in der Herausbildung der Industriegesellschaft 16stündige Arbeitstage typisch waren. Lediglich der Sonntag bot eine Ruhephase, wenn man davon absieht, dass auch dieser reglementiert war, indem er dem Kirchgang dienen solle.

Eine zweite Bedingung ist für die Entstehung von Zeitwohlstand bedeutsam. Die Verminderung der Arbeitszeit führt noch nicht selbst zu einer Erhöhung von Freizeit im heutigen Sinn, sondern war eher ein kollektives Gut. Berufsstände und Schichten glichen Solidargemeinschaften. Man verbrachte den größten Teil der gewonnenen Zeit mit Seinesgleichen, vorzugsweise in Vereinen oder mit der gesamten Familie im Rahmen zum Beispiel von Erholung und Sport. Beck (1986) benennt drei Ursachen, die zur Individualisierung als typischer Erscheinung in westlichen Gesellschaften in der zweiten Hälfte des 20. Jahrhunderts geführt haben: Neben dem durchschnittlichen Anwachsen frei verfügbarer Zeit sind dies die Bildungsexpansion und das deutliche Ansteigen des Arbeitseinkommens (Beck 1986). Die spürbare Zunahme von Zeit, Bildung und Einkommen führt zu völlig neuen Handlungsmöglichkeiten und -zielen.

Drittens verbindet sich damit auch ein Wandel von Grundwerten, wie es zum Beispiel Klages als einen Wandel von Pflicht- zu Selbstentfaltungswerten bezeichnet. Erst dieser Wandel ermöglicht, dass Freizeit zu einem Anreiz wird, selbige nicht lediglich mit Ausruhen und Langeweile, sondern wie im Bereich der Arbeit mit Produktivität zu versehen ist.

In diesem Zusammenhang haben sich in der zweiten Hälfte des vorigen Jahrhunderts zahlreiche Wirtschaftszweige entwickelt beziehungsweise sind weit über ihre erwarteten Grenzen expandiert. Musik, Fitness und Sport, Kunst, Bildungsspezialisierungen, Abenteuer sind Gebiete, in denen immer mehr kommerzielle Angebote entstehen und das Bild einer Dienstleistungsgesellschaft prägen.

Daraus seien zwei Probleme herausgegriffen, welche auf die Schattenseite des Zeitwohlstands hinweisen: den Stress mit der Zeit und die individuelle Nutzung der Zeit.

Lübbe hat seine theoretische Annahme auf den programmatischen Begriff der schrumpfenden Gegenwart gebracht (Lübbe 1996). Diese paradoxe Bezeichnung bezieht sich darauf, dass das gesellschaftliche Lebenstempo zunimmt. Gegenwart definiert Lübbe als eine gewisse Konstanz der Lebensverhältnisse. Zeitlich gesehen ist dies also die Zeitspanne, in der mit einer solchen Konstanz gerechnet wird. Diese Extension der Zeitspanne wird nach Lübbe immer kleiner. Ausgelöst wird dies durch eine immer raschere Folge an Innovationen, welche immer mehr Lebensbereiche erfasst. Anders ausgedrückt, jene Vertrautheit, die wir im Alltag durch konstante verlässliche Abläufe gewinnen, wird permanent bedroht und verringert sich insgesamt. Das betrifft nicht lediglich technische Dinge, komplizierte Systeme wie das Bankensystem oder Organisationsformen in der Wirtschaft. Es betrifft jedermann und überall. Nehmen wir einen ganz einfachen Alltagszusammenhang, einen Supermarkt. Ganze Generationen haben identische Routinen ausgebildet, wie man auf dem Markt oder in einem Geschäft etwas kauft. Supermärkte überraschen heute ihre Kunden immer häufiger mit neuen Regeln, so zum Beispiel wie bezahlt wird, wie man leere Flaschen abgibt, wie Preise angegeben werden, mit dem Umfang der Art des Sortiments, dem Ort seiner Unterbringung usw. Konkurrenz und gnadenlose Rationalisierungszwänge treiben zur Erfindung immer neuer Abläufe. Die Beispiele lassen sich mühelos ausweiten, vertraute Gebäude verschwinden, manche Dinge kann man nur noch Online kaufen, die Webseite von gestern ist heute verschwunden oder so umgearbeitet, dass man sie nicht wiedererkennt, der Arztbesuch setzt die Kenntnis der neuesten Vorschriften voraus usw. Jeder kennt das Klagen älterer Menschen, dass sie die Welt nicht mehr verstehen. Das hat meist nicht mit Verlangsamung ihrer kognitiven Kapazitäten zu tun, sondern damit, dass sie von zahlreichen, mitunter den wichtigsten Lebensprozessen (insbesondere Arbeit) ausgegliedert beziehungsweise abgekoppelt sind. Heute ist dies nicht mehr nur auf diese Generation beschränkt. Jeder muss sehen, dass er diesem Innovationstempo gewachsen bleibt. Was hat dies aber mit unserem Problem zu tun? Noch einmal Lübbe: Gegenwartsschrumpfung bedeutet komplementär zur Verkürzung des chronologischen Abstands zu fremdgewordener Vergangenheit zugleich fortschreitende Abnahme der Zahl der Jahre, über die vorauszublicken bedeu-

95

tet, mit Lebensverhältnissen rechnen zu müssen, die den gegenwärtigen nicht mehr gleichen (Lübbe S. 54). Verlässliche Routinen werden immer rascher fremd und fern (weshalb die Attraktivität und der Umfang von Museen für alles nur Mögliche zunimmt) und die Zukunft immer ungewisser. Letzteres bedeutet, dass die Zukunft die Zukunft bereits überholt, bevor sie eingetreten ist. Zweifellos liegt in diesem Prozess der Notwendigkeit immer häufigerer Anpassung, Neubestimmung sowie geringer werdender vertrauter und sicherer Abläufe ein Stresspotenzial, das zu erheblichen gesundheitlichen Einschränkungen führen kann.

Auf einen zweiten Umstand macht ebenfalls Lübbe aufmerksam: die individuelle Nutzung der Zeit. Er stellt eine höchst interessante Frage zu einem Sachverhalt, den praktisch jeder in seinem Alltag beobachten kann: Wie kommt es, dass eine Zeit, in der die frei verfügbaren Zeitanteile immer mehr zunehmen, zugleich wie nie zuvor von Klagen über Zeitzwänge und Zeitverluste überschattet ist? (Lübbe 2002, S. 343).

Es verbinden sich mehrere Ursachen zu einem Prozess, welcher in großem Umfang Zeitstress erzeugt.

Zum ersten wächst die Anzahl von Möglichkeiten, die für einen Menschen interessant sind, schneller als die disponible Zeit, die nicht bereits festgelegt ist (a.a.O., S. 344). Mit anderen Worten, wenn man von Freizeit spricht, muss immer jener Teil mit berücksichtigt beziehungsweise davon gesondert betrachtet werden, der nicht bereits verpflichtend fixiert ist. Nur wenn neue Zeitanteile entstehen, können sie auch in neue interessierende Möglichkeiten der Beschäftigung investiert werden.

Eine weitere Folge des Ansteigens von Betätigungsmöglichkeiten besteht darin, dass die Opportunitätskosten für das, was man in der Freizeit macht, ansteigen. Diese Kosten ergeben sich daraus, dass, wenn man sich für etwas entscheidet, zugleich etwas, was man auch gern tun würde, nicht tun kann. Je mehr man also nicht tun kann, was man auch gern tun würde, desto höher fallen diese Kosten für Entgangenes aus.

Dessen ungeachtet können auch die Zweifel steigen, ob man sich für das „Richtige" entschieden hat.

Diese Konstellation führt zu einem wahrnehmbaren Druck, die Wirtschaftlichkeit im Umgang mit Zeit zu steigern, zum einen, um dadurch frei verfügbare Freizeit für neue Betätigungen zu gewinnen, zum anderen kann man aber auch beobachten, dass Zeit zu gewinnen zum allgegenwärtigen Selbstzweck wird. Es ist ein eigenständiger Zweck geworden, den man scheinbar nicht mehr mit irgendetwas begründen muss. In diesem Kontext ist vermutlich auch das Dauerklagen über Zeitmangel entstanden. Wahrscheinlich haben nie zuvor so viele Menschen über Zeitmangel geklagt und nie zuvor hatten so viele Menschen so viel eigene Zeit.

Freizeit kann also zunehmend nur genossen werden, wenn sie als sinnvoll, das heißt zweckgerichtet und effizient eingesetzt empfunden werden kann. Dass dies immer schwerer wird, dafür sprechen die zuvor genannten Stressoren. Diese bilden eine Quelle für Dauerfrustration. Je weniger sich eine Person als zeitsouverän wahrnimmt, desto intensiver wird das subjektive Gefühl, dass der Umgang mit der Freizeit misslingt, weil er nicht produktiv genug ist und nicht die „richtigen" Ziele verfolgt werden. Noch einmal Lübbe: Der Lust temporaler Selbstbestimmung ist die Last ihres Misslingens komplementär (a.a.O., S. 350).

Ein Ableger dieses Problems wird in heutigen Erziehungstendenzen sichtbar. Manche Eltern sind aus sehr verschiedenen Gründen bestrebt, ihre Kinder bereits im Vorschulalter mit Aufgaben zu konfrontieren, die eine sehr strikte Zeitdisziplin erfordern. Sie erlernen ein Musikinstrument, eine zweite Fremdsprache (Englisch wird schon im Kindergarten gesprochen) und zum Ausgleich melden sie ihre Kinder noch für zweimal wöchentlich zum Tennis oder Reitunterricht an. Neben der verlorenen Kindheit wächst hier eine Generation heran, die bereits am Anfang ihres Leben mit den genannten Frustrationsquellen konfrontiert ist, ohne je etwas anderes, wie einfach nur entspannen und solange in die Sonne sehen, bis man niesen muss, erlebt zu haben.

Um es zusammenzufassen: Zahlreiche Menschen sind dem entstehenden Zeitdruck immer weniger gewachsen. Auch wenn die Mittelschichten wahrscheinlich davon am stärksten betroffen sind, spricht die Pluralisierungstendenz der Sozialstruktur dafür, dass auch Menschen mit geringerem sozioökonomischen Status unter diesen Druck geraten beziehungsweise ihren Kindern Aufstiegschancen ermöglichen wollen, indem sie diese einer Zeitdisziplinierung aussetzen.

2.2.5 Zeit im Leben von CMA

CMA sind aus dem beschriebenen Mechanismus herausgeworfen worden. Im Laufe ihrer Abhängigkeitskarriere haben sie die elementaren Fähigkeiten der Zeitplanung und Zeitdisziplin verloren. Dadurch sind sie in keiner Weise mehr zeitsouverän.

Um den Blick etwas zu weiten, also nicht nur im Rahmen der Suchtproblematik zu bleiben, sei zunächst auf eine bemerkenswerte sozialwissenschaftliche Studie hingewiesen. Anfang der 1930er Jahre haben Paul Lazarsfeld,

Marie Jahoda-Lazarsfeld und Hans Zeisel in Österreich eine komplexe Fallstudie zu den Folgen der Arbeitslosigkeit durchgeführt (Jahoda/Lazarsfeld/Zeisel 1975 [1933]). Sie wählten dafür den von den Auswirkungen der Weltwirtschaftskrise stark betroffenen kleinen Ort Marienthal aus. Nahezu der gesamte Ort wurde arbeitslos. Unter anderem wurden auch das Lebenstempo und der Umgang mit Zeit untersucht. So wurden zum Beispiel Zeitbudgetanalysen durchgeführt. Diese ergaben bei den Männern von Marienthal merkwürdig lange Zeiten für bestimmte Tätigkeiten. So das Aufstehen oder das zur Schule bringen der Kinder währte laut Zeitprotokoll jeweils eine Stunde (a.a.O. S. 84f.). Die Forschungsgruppe um Lazarsfeld deutete das als eine Folge der Scham, so wenig sinnvolle Dinge tun zu können, so dass die wenigen zweckgerichteten Tätigkeiten zeitlich gedehnt protokolliert wurden. Tatsächlich standen sie die meiste Zeit mit anderen auf der Straße herum[55]. Die Durchschnittsdauer der Tage, also vom Aufstehen bis zum Schlafen gehen belief sich auf 13 Stunden! Die Analyse öffentlicher Statistiken zeigte, dass die Nachfrage nach Freizeiteinrichtungen wie zum Beispiel der Bibliothek drastisch zurückging (a.a.O. S. 57). Dies zeigt, dass die Zeitplanung und der Umgang mit Zeit nicht vom absoluten Umfang der Freizeit abhängt, sondern von den Prozessen der Zeitplanung selbst (infolge des Umfangs sozialer Integration) und, wie in diesem Fall besonders gut zu beobachten, dem sozialen Selbstbewusstsein. Bezeichnend einige zitierte Sätze der Befragten aus den Protokollen: „Was soll den ein Arbeitsloser mit seiner Zeit machen?" oder: „Ich hab früher weniger Zeit für mich gehabt, aber mehr für mich getan." (a.a.O. S. 86). Anders ausgedrückt kann man sagen, dass die Tagesstruktur immer einfacher wird.

Auf eine letzte empirische Beobachtung sei verwiesen. Die Forschungsgruppe beobachtete verdeckt die Schrittgeschwindigkeit der Bewohner von Marienthal. Die Menschen liefen mit der Zeit immer langsamer auf den Straßen. Dieses Beispiel soll zeigen, dass soziale Desintegration schon nach kurzer Zeit zu einem Kompetenzverlust an Zeitplanung beziehungsweise der Strukturierung von Tagesabläufen führt. Das auf Desintegration basierende Übermaß an Zeit hat zu einem völligen Verlust von Handlungszielen geführt, statt zu einer intensiveren Nutzung von Freizeittätigkeiten.

---

[55] Nur am Rande sei bemerkt, dass dieses Problem ein Männliches war. Die Frauen hatten nach wie vor eine sehr dichte Tagesstruktur. Für sie änderte sich eigentlich nichts. Sie waren vollständig in Familien- und Hausarbeit eingebunden und zudem ohnehin gewohnt, eigenständige Zeitplanung zu entwickeln und Zeitdisziplin aufzubringen. Die Männer dagegen folgten weitestgehend der zeitlichen Disziplinierung durch die Arbeit, die sie nun verloren hatten. Bemerkenswert war auch, dass die Frauen hinsichtlich der gemessenen Schrittgeschwindigkeit schneller waren als die Männer (a.a.O. S. 84).

Nun zur Situation von CMA. Zum einen bewirkt die Sucht eine dramatische Verkürzung des Zeithorizonts. Mehr oder weniger diktieren die angestrebten emotionalen Zustände des Wohlbefindens einschließlich der ungewollten Folgen durch das Trinken sowie das neue Verlangen auch die Zeitzyklen und die Tageshandlungen. Zudem fehlt es an alternativen Zielen, die eine Koordination und Wahl zwischen Zielen erforderlich machen würden. Solche Koordinationen und Wahlen oder Entscheidungen erfordern stets die Einbeziehung von Zeitabläufen, die dafür erforderlich sind. Solche Fähigkeiten stellen sich nicht spontan und kurzfristig ein, sondern müssen über lange Zeiträume erlernt und kontinuierlich trainiert werden. Jeder, der für drei oder vier Wochen zusammenhängend aus dem Zeitrhythmus des Alltags durch Urlaub suspendiert ist, wird das Problem kennen, sich zuerst in der Zeitlichkeit des Urlaubs zurecht zu finden und später dann wieder in der des Alltags. CMA haben bis zu zwei Jahrzehnten mit dieser strengen Zeitdisziplin nichts mehr zu tun gehabt. Zu bedenken ist in diesem Zusammenhang auch, dass wichtige soziale Zeitgeber, wie Familie und Arbeit, für CMA, die sozial desintegriert sind, nicht vorhanden sind. Man muss deshalb ganz eindeutig feststellen, dass es nicht möglich ist, selbst bei sehr erfolgreicher Therapie, eine heute durchschnittliche Zeitdisziplin, welche auf den genannten Fähigkeiten basiert, für CMA zurückzugewinnen.

Zum anderen bedürfen CMA aufgrund ihrer hohen sozialen Desintegration und dem damit einhergehenden hohen Verlust an sozialer Kompetenz, einer langzeitlichen Soziotherapie. Das bedeutet unter dem hier betrachteten Aspekt, dass die Rückgewinnung von Fähigkeiten zur Zeitplanung nicht im Zentrum der therapeutischen Tätigkeiten steht. Man könnte eher sagen im Gegenteil, Therapie umfasst die externe Organisation strikter Zeitabläufe. Zum Beispiel erfolgt die Sicherung von Therapiezielen und die Setzung von Anreizen zur Identifikation der CMA mit den Therapiemaßnahmen über Wochenablaufpläne (Leonhardt/Mühler 2006, S. 134). Diese enge Bindung an wiederkehrende Abläufe schafft einerseits Sicherheit durch Erwartbarkeit von Tages- und Wochenabläufen. Anderseits aber fördert dies nicht die Rückgewinnung von Fähigkeiten der Zeitplanung. Die externe Organisation von Zeitabläufen „hospitalisiert" die CMA zusätzlich. Aus dieser Perspektive muss auch grundsätzlich überdacht werden, inwieweit es ein großes Wagnis ist, CMA nach mehrjähriger Therapie in ein völlig eigenständiges Leben zu entlassen.

Wir haben es hier mit einem Dilemma zu tun: CMA haben keine Fähigkeiten mehr zur Zeitplanung. Die Zurückgewinnung solcher Fähigkeiten erfordert zunächst einen gewissen Umfang an Eigenzeit. Eigenzeit aber steigert wiederum den Gedanken an Alkohol oder andere Suchtmittel und steht für Therapiemaßnahmen nicht zur Verfügung. Des Weiteren müssen Möglikeiten für die Verwendung von Eigenzeit zur Verfügung gestellt werden. Dabei ist nicht sicher, ob nur therapeutisch sinnvolle Möglichkeiten gesucht werden. Schließlich stellt sich die Frage, ob derzeitige Therapieverfahren überhaupt kompatibel zur Zurückgewinnung der Fähigkeit zur Zeitplanung sind. Wir wollen deshalb mit unserer Untersuchung Erkenntnisse gewinnen, welche dazu dienen können, überhaupt das Problem erst einmal genauer zu fassen, um dann nach Möglichkeiten zu suchen, Therapie auch unter dem Aspekt der Zurückgewinnung von Zeitsouveränität zu gestalten. Einen ganz grundsätzlichen Zugang zu den Voraussetzungen von Seiten der CMA bietet eine Untersuchung zu deren Zeitbewusstsein. Dabei geht es darum, welche Vorstellungen CMA eigentlich über Zeit und den Umgang mit Zeit haben. Ohne ein solches Wissen kann man auch die Struktur der Therapie nicht zielgerichtet verändern.

2.2.6 Beschreibung des Anliegens der Untersuchung

Es gibt bisher keine empirische Untersuchung zum Zeitbewusstsein von CMA. Es ist also nicht möglich, auf eine bestimmte Qualität oder Spezifik des Zeitbewusstseins Bezug zu nehmen, die durch sehr lange Abhängigkeit und mehrjährige Therapie mitbedingt ist. Mit anderen Worten es fehlt ein Maßstab dafür, mit welcher Struktur und Reflexivität des Zeitbewusstseins zu rechnen ist. Es gibt zwar Studien zu Abhängigkeitskranken, wie zum Beispiel eine Schweizer Studie, in der Patienten in der stationären Suchtbehandlung untersucht werden (Klingemann, Schibli, Gerber) sowie Untersuchungen von Charis (1989) und Choi (1991), in denen auch bestimmte Aspekte des Zeitbewusstseins einbezogen waren. Darauf werden wir im Zusammenhang mit der Beschreibung der Instrumente und der Auswertung der Ergebnisse zurückkommen. Es ist jedoch nicht bekannt, ob diese Ergebnisse auch auf CMA anwendbar sind. Des Weiteren gibt es keine neueren Daten über das Zeitbewusstsein der Bevölkerung. Aus diesem Grund wurden in unserer Untersuchung auch Vergleichsgruppen gebildet. Zum einen werden diese durch Studierende und zum anderen durch zufällig ausgewählte Personen gebildet. Dabei geht es nicht im strengen Sinn um die Verteilung bestimmter Arten des Zeitbewusstseins und des Auftretens ihrer Häufigkeit. Dazu wäre eine repräsentative Studie erforderlich. Unser Anliegen konzentriert sich zunächst lediglich darauf, ob die entwickelten Standardskalen zur Messung des Zeitbewusstseins überhaupt auf CMA anwendbar sind. Die Vergleichsgruppen sollen zunächst ebenfalls lediglich die Anwendbarkeit der Messinstrumente bestätigen beziehungsweise eventuelle Abweichungen, also Teilanwendbarkeiten aufzufinden helfen. Grundsätzlich gilt das Gleiche, wie bereits hinsichtlich des Attributionsstils festgestellt wurde. Es gibt keine „Norm" für einen richtigen oder anzustrebenden Attributionsstil. Alle denkbaren Attributionsstile gibt es in der Bevölkerung und gleichgültig, welcher Attributionsstil präferiert wird, daraus folgt noch keine Therapiewürdigkeit. Zum zweiten haben wir gesehen, dass Attributionsstile, die ja ebenfalls eine Grundverankerung der Persönlichkeit darstellen, keineswegs lebenslang stabil sind, sondern sich sehr wohl durch die Möglichkeiten, die soziale Beschaffenheit und die erfahrene Selbstwirksamkeit mittelfristig verändern. Aus diesem Grund werden wir CMA mit einer unterschiedlichen Aufenthaltsdauer in der therapeutischen Einrichtung miteinander vergleichen.

Um es zusammenzufassen:

Erstens soll herausgefunden werden, ob die Messinstrumente zum Zeitbewusstsein auch auf CMA anwendbar sind, das heißt, lassen sich die in der Literatur angegebenen Faktoren (Dimensionen) empirisch in unserer CMA-Stichprobe replizieren?

Zweitens ist von Interesse, ob es spezifische Charakteristika eines typischen CMA-Zeitbewusstseins sowie beobachtbare Unterschiede im Vergleich mit anderen Bevölkerungsgruppen gibt?

Drittens wollen wir in Erfahrung bringen, ob sich bei Langzeittherapien das Zeitbewusstsein der CMA systematisch verändert.

2.2.7 Beschreibung der Erhebungsinstrumente

Mit Zeitbewusstsein lassen sich sehr verschiedene Sachverhalte assoziieren. Im Folgenden stellen wir die von uns verwendete Operationalisierung von Zeitbewusstsein vor. Wir verwenden drei Messinstrumente:

- die *Zielgerichtetheit* der Handlungsorientierung,
- das Bewusstsein über den Zusammenhang von Zeit und dem, was sich ereignet *(Zeit-Ereignis-Wahrnehmung)* und
- die dominierende Zeitperspektive (Vergangenheit, Gegenwart, Zukunft) mittels des *Zimbardo Time Perspective Inventory* (ZTPI).

Bei der Beschreibung der ersten beiden Messinstrumente greifen wir auf Darstellungen aus der Skalendatenbank von Glöckner-Rist zurück.

Die Messung erfolgte mittels fünfstufiger Ratingskalen (Zielgerichtetheit der Handlungsorientierung: Bühler/Stecher/Bardeleben 2007):

2.5 Items zur Messung der Zielgerichtetheit

Dimension	Item
intrinsisch	Ich habe große Ausdauer, wenn es gilt, ein gestecktes Ziel zu erreichen.
	Ich lasse in einer Sache, für die ich mich einmal entschieden habe, nichts unversucht.
	Ich möchte in der Zukunft noch so manches in die Tat umsetzen.
rigide	Ich lege großen Wert auf Pünktlichkeit.
	Ich habe gern einen geregelten Tagesablauf.
	Wenn ich etwas Wichtiges vorhabe, dann treffe ich meist schon lange im Voraus meine Vorbereitungen.
desorganisiert	Ich denke mir oft Dinge aus, die ich dann doch nicht verwirkliche.
	Ich verbringe zu viel Zeit mit unwichtigen Dingen.

Dieses Messinstrument erfasst drei Dimensionen: intrinsische Zielgerichtetheit, rigide Zielgerichtetheit und Desorganisation. Sowohl hinsichtlich dieses Instruments als auch in Bezug auf die anderen beiden haben wir lediglich eine Auswahl der Items verwendet. Zum einen wollen wir damit dem explorativen Charakter der Untersuchung Rechnung tragen und deshalb gleichzeitig mehrere Instrumente einsetzen. Zum anderen war zu befürchten, dass der zum Charakteristikum von CMA gehörende starke kognitive Abbau nur eine begrenzte Zahl von Items zulässt. Des Weiteren, wie bei Likertskalen üblich, kann es zu einem starken Monotonieeffekt aufgrund der Mehrfachmessungen kommen. Die ursprünglich 45 Items wurden auf insgesamt neun (zu jeder Dimension drei Items) gekürzt.

Das Messinstrument zur Zeit-Ereignis-Wahrnehmung:

Auf Rammstedt (1975) gehen vier Dimensionen dieses Instruments zurück: linear offen, occasional, zyklisch und linear geschlossen.

Tabelle 2.6 Items zur Messung der Zeit-Ereignis-Wahrnehmung

Dimension	Item
linear offen	Bis jetzt habe ich alle Probleme gelöst, das wird auch so bleiben.
	Man muss sich nur bemühen und alles fügt sich zum Besten.
	Heute verändert sich alles so unheimlich schnell, da muss man sich ganz schön ranhalten.
occasional	Über Dinge, die morgen passieren können, soll man sich nicht so viele Gedanken machen.
	Was gestern geschehen ist, sollte man möglichst schnell vergessen.
	Was ich in der nächsten Woche machen werde, überlege ich mir dann, wenn es soweit ist.
zyklisch	Es gibt nichts Neues. Es ist alles schon mal da gewesen.
	Es gibt immer Stärkere, die über Schwächere bestimmen.
	Was morgen sein wird, ist nicht viel anders als gestern.
linear geschlossen	Ich glaube an ein höheres Wesen, das hier alles lenkt.
	Was morgen sein wird, ist vorherbestimmt.
	Es gibt keine Irrtümer. Es hat alles seinen Sinn.

Die Erhebungsintention verfolgt zweierlei: zum einen, ob sich eine Dominanz der Vergangenheits-, Gegenwarts- oder Zukunftsorientierung feststellen lässt, und zum zweiten, wie die Ereignisse im Zeitablauf zueinander stehen, wie zum Beispiel in logischer oder zusammenhangloser Beziehung, ob sie sich immer wieder wiederholen oder auch neue Ereignisse entstehen usw. (ShellAG 1981). Die Jugendstudie, aus welcher die Items entnommen sind (ShellAG), wurde mit 1077 Jugendlichen durchgeführt. Sie diente der Feststellung der Stabilität der verwendeten Items für die vier Dimensionen der Zeit-Ereignis-Wahrnehmung sowie der Erkundung der Häufigkeitsverteilung dieser Dimensionen. In Bezug auf letzteres sei lediglich angemerkt, dass die Dimensionen empirisch nahezu jeweils zu einem Viertel auftraten. Auch wenn dies nicht als Vergleich zu unserer CMA-Stichprobe herangezogen werden kann, so ergibt sich zumindest ein Anhaltspunkt dafür, dass es, wie oben angenommen, keine empirische Norm für eine bestimmte Dimension gibt. Im Unterschied zum vorangegangenen Messinstrument kommt hier Zeit im Zusammenhang mit einer gewissen Weltanschauung zum Tragen, während zuvor Zeit und eigene Handlungen oder Handlungsabsichten miteinander verbunden sind. Die zur Verfügung stehenden Items wurden auch hier auf eine Kurzfassung reduziert (4x3 Items).

Schließlich haben wir das Zimbardo Time Perspective Inventory (ZTPI) verwendet. Das ZTPI wurde in der vorgenannten Schweizer Studie angewendet. In Anlehnung an deren faktoranalytische Ergebnisse erfolgte die Auswahl der von uns verwendeten Items (die Items mit den jeweils drei höchsten Ladungen). Mit diesem Instrument werden sechs Dimensionen erhoben: negative Vergangenheitsorientierung, Zukunftsorientierung, fatalistische Gegenwartsorientierung, positive Vergangenheitsorientierung, hedonistische Gegenwartsorientierung sowie riskante Gegenwartsorientierung.

Tabelle 2.7 Items des ZTPI zur Vergangenheit

Dimension	Item
negative Vergangen-heits-orientierung	Immer wieder gehen mir schmerzliche Erinnerungen durch den Kopf.
	Ich denke an das Schlechte, das mir in der Vergangenheit widerfahren ist.
	Die Vergangenheit hat zu viele schlechte Erinnerungen, deswegen denke ich lieber nicht daran.
positive Vergangen-heitsorien-tierung	Glückliche Erinnerungen an gute Zeiten kommen mir leicht in den Sinn.
	Ich denke gern an meine Vergangenheit.
	Ich höre mir gern Geschichten von guten alten Zeiten an.

Die beiden Skalen zur Vergangenheit können als komplementär angesehen werden. Sie bilden einen negativen beziehungsweise positiven Pol der Erinnerung. Dies dürfte einerseits interessante Aufschlüsse auch hinsichtlich des Therapieerfolgs beinhalten. Andererseits aber ist nicht erschließbar, wie weit der jeweilige individuelle Bezugspunkt der Vergangenheitsbewertung zurückreicht. Dies kann sowohl eine (möglicherweise) glorifizierte Kindheit als auch die Zeit der aktiven Abhängigkeit sein. Von Bedeutung ist jedoch die Frage, ob durch Therapie eine positive Vergangenheitsorientierung aktiviert wird.

Die Gegenwartsorientierung wird im ZTPI noch differenzierter erhoben als die Vergangenheitsorientierung. Auch hier stellt sich die Frage, ob Therapie möglicherweise eine fatalistische Gegenwartsorientierung verringert. Des Weiteren ist auch denkbar, dass bei aktiv Abhängigen zumindest phasenweise eine riskante oder hedonistische Gegenwartsorientierung präferiert wird, die mit der Therapiedauer zurückgeht.

Tabelle 2.8 Items des ZTPI zur Gegenwart

Dimension	Item
fatalistische Gegenwarts-orientierung	Es ist sinnlos, sich um die Zukunft Sorgen zu machen, denn die Zukunft kann man sowieso nicht ändern.
	Mein Leben wird von Kräften kontrolliert, die ich nicht beeinflussen kann.
	Die Zukunft kann man nicht wirklich planen, weil sich alles so schnell verändert.
hedonistische Gegenwarts-orientierung	Es ist für mich wichtiger, mich des Lebens zu freuen, statt mich nur auf ein Ziel zu konzentrieren.
	Ich nehme jeden Tag so, wie er ist und versuche nicht, ihn zu planen.
	Ich glaube, dass es wichtiger ist, dass man etwas gerne tut, als dass die Arbeit zum Termin erledigt wird.
riskante Ge-genwarts-orientierung	Das Eingehen von Risiken verhindert, dass mein Leben langweilig wird.
	Ich gehe Risiken ein, um mein Leben spannender zu machen.
	Es ist für mich wichtig, mein Leben spannend zu machen.

Schließlich wird mit dem ZTPI noch die Intensität der Zukunftsorientierung gemessen. Im Hinblick auf CMA stellt sich die Frage, ob Therapie möglicherweise die Intensität dieser Orientierung steigert.

Tabelle 2.9 Items des ZTPI zur Zukunft

Dimension	Item
Zukunfts- orientierung	Ich schließe meine Sachen rechtzeitig ab, weil ich Schritt für Schritt vorgehe.
	Wenn ich etwas erreichen will, dann setze ich mir Ziele und überlege, mit welchen Mitteln ich diese Ziele errei- chen kann.
	Wenn ich weiß, dass eine Arbeit zu machen ist, dann las- se ich mich auch durch Versuchungen nicht davon ab- bringen.

Das ZTPI stellt ein sehr komplexes Messinstrument dar, mit dem gerade das Verhältnis der drei Zeitbereiche zueinander sowie eine Art zeitbezogene Präferenzordnung erhoben werden kann.

2.2.8 Prüfung der Anwendbarkeit der Instrumente

Die Ausgangsfrage ist, ob sich die üblichen Messinstrumente zum Zeitbe- wusstsein bei CMA in Anbetracht des hohen kognitiven Abbaus überhaupt anwenden lassen. Mit anderen Worten wird nun geprüft, ob sich bei den CMA hinsichtlich der Antworten die gleiche Struktur feststellen lässt, wie bei allen anderen Befragten oder ob Antwortverteilungen entstehen, die mit diesen Strukturen (Dimensionen) nichts zu tun haben. Im letzteren Fall kann man dann die heute verwendeten Messinstrumente nicht bei CMA anwen- den. Den Aufschluss darüber sollen Faktorenanalysen erbringen. Hierbei geht es darum, ob sich die theoretisch erwarteten Dimensionen, welche sich in anderen Untersuchungen beobachten ließen, auch in unserer CMA- Stichprobe nachweisen lassen. Nur dann kann mit den inhaltlichen Ergeb- nissen gearbeitet werden. Ferner wurden zwei Messungen im Abstand von sechs Wochen durchgeführt, um die Stabilität des Ergebnisses einschätzen zu können. Man kann davon ausgehen, dass sich an so grundsätzlichen Ein- stellungen, wie dem Verhältnis zur Zeit in sechs Wochen kaum Verände- rungen ereignen. Der Abstand sollte also lang genug sein, um Gedächtnisef- fekte zu minimieren und kurz genug, um Einstellungsänderungen auszu- schließen.

Zielgerichtetheit der Handlungsorientierung

Im ersten Schritt wird nun geprüft, ob sich empirisch die drei Skalen zur zielgerichteten Handlungsorientierung tatsächlich bei den CMA feststellen lassen. Genau genommen geht es zunächst darum, dass das gemessen wurde, was gemessen werden soll, nämlich die drei Dimensionen intrinsisch, rigide und desorganisiert. Für jede Dimension wurden drei Messungen vorgenommen und diese drei Messungen sollten jeweils in der gleichen Dimension liegen, also nicht verschiedene Sachverhalte messen.

Empirisch feststellen lassen sich bei einem Eigenwert von 1 nur zwei Faktoren. Auch wenn dies nicht der Erwartung entspricht, zeigt sich dennoch, dass diese Skalen verwendet werden können.

Das Ergebnis ist in Abbildung 2.1 wiedergegeben. Demzufolge zeigt sich ganz eindeutig die Dimension desorganisiert. Alle drei Items befinden sich nahe einer Achse und deutlich getrennt von den anderen Items. Die Dimensionen rigide und intrinsisch hingegen liegen sehr dicht beieinander. Allerdings lässt sich auch beobachten, dass die drei Items für rigide sehr dicht beieinander liegen, während nur die Dimension intrinsisch etwas heterogener positioniert ist. Die Skala desorganisiert ist demnach für CMA ohne Einschränkungen verwendbar. Etwas eingeschränkt können aber auch die beiden anderen in die Auswertung einbezogen werden.

Abb. 2.1 Lage der Items und Dimensionen

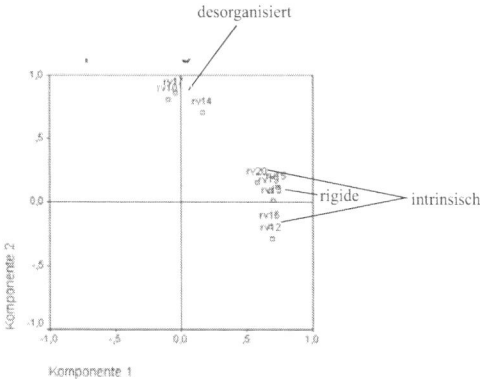

Ein weiterer Schritt zur Prüfung der Dimensionalität besteht in einer Reliabilitätsanalyse. Der alpha-Wert, der dabei ermittelt wird, kann zwischen 0 und 1 liegen. Im Prinzip gilt, je näher an 1 desto besser, das heißt, desto klarer zeigt sich, dass alle einbezogenen Items die gleiche Dimension messen.

Zumindest sollte der Wert ab 0,5 überschreiten. Der ermittelte Wert beträgt 0,701. Der Wert für die Dimension rigide ist ebenfalls akzeptabel. Allerdings schwächt eines der drei Items den alpha-Wert etwas[56] und wird deshalb in die Rekodierung der Skala nicht mit einbezogen. Der ermittelte Wert beträgt 0,635. Die Reliabilitätsanalyse für die Dimension intrinsisch weist zwar den schwächsten Wert auf, dennoch liegt dieser noch über dem Grenzwert: 0,582, sodass alle drei Items in die Rekodierung einbezogen werden können.

Damit stehen drei Likertskalen für die Messung der Zielgerichtetheit von Handlungsorientierungen zur Verfügung.

Das Bewusstsein über den Zusammenhang von Zeit und dem, was sich ereignet (Zeit-Ereignis-Wahrnehmung)
Die Faktorenanalyse der Daten aus der Ersterhebung zeigt keine verwendbare empirische Konstellation der Items. Die vier erwarteten Dimensionen sind überwiegend gemeinsam in den Faktoren vertreten. Im Grunde verweist dies darauf, dass diese Items nicht als Skalen, die das Gleiche messen, rekodiert werden können. Dennoch soll die Berechnung der Reliabilitätswerte letzte Aufschlüsse darüber geben, ob eventuell dennoch günstige Werte für einzelne Skalen erzielt werden können, sodass das Risiko[57] einer Rekodierung eingegangen werden kann. In Tabelle 2.10 sind die Ergebnisse zusammengefasst.

Tabelle 2.10 Reliabilitätswerte für die Zeit-Ereignis-Wahrnehmung

Skala	alpha-Wert	korrigierter alpha-Wert, nachdem 3. Item hinzugenommen wird
offen	,308	,405
geschlossen	,262	keine Verbesserung möglich
zyklisch	,572	,596
occasional	,577	,610

Demnach erzielen die Items der Dimension zyklisch und occasional durchaus akzeptable Werte, die minimal durch Weglassen jeweils eines der drei

---

[56] Es handelt sich um das Item: Wenn ich etwas Wichtiges vorhabe, dann treffe ich meist schon lange im Voraus meine Vorbereitungen.

[57] Ein solches Risiko wirkt sich in erster Linie auf eine Erschwerung der Hypothesenprüfung hin aus, in dem Effekte, welche durch diese Skalen gemessen werden, sich nicht verstärken, sondern im ungünstigen Fall gegenseitig aufheben. Wenn also mit solchen Skalen gerechnet wird, dann sind die Ergebnisse nur vorbehaltlich zu betrachten.

Items gesteigert werden können. Sofern die Dimensionsprüfung der Vergleichsgruppen dies zulässt, sich also diese Dimensionen vielleicht noch eindeutiger zeigen, werden die beiden Items, die jeweils den besten Alphawert ergeben, zusammengefasst. Im Vordergrund steht allerdings die Vergleichbarkeit.

Das Zimbardo Time Perspective Inventory (ZTPI)
Das Zeitinventar von Zimbardo ist das umfangreichste Standardinstrument zur Messung individueller Zeitorientierung. Es berücksichtigt Vergangenheits-, Gegenwarts- und Zukunftsorientierung sowie deren emotionale Färbung. Diese Skalen sind insgesamt sehr informativ und möglicherweise können sie Ergebnisse liefern, mit denen es möglich ist, den Therapiefortschritt einzuschätzen. Zugleich muss man aber vorausschicken, dass die Beantwortung der Fragen hohe Anforderungen stellt, um die Differenzen zwischen den Items wahrzunehmen und Konsistenz beurteilen zu können. Die auch kognitiven Beeinträchtigungen von CMA erfordern demgemäß, die Erwartungen nicht zu hoch anzusetzen, wie dies bereits die Prüfung der beiden anderen Instrumente zeigte.

Es entstehen, wie theoretisch erwartet, sechs Faktoren aus der Faktorenanalyse. Allerdings ordnen sich die Items empirisch nicht genau so, wie sie in den Dimensionen vorgesehen sind. Dennoch ergeben sich für fünf der sechs Skalen jeweils zwei Items, die zusammengefasst werden können, wenn die Reliabilitätsanalyse ebenfalls hinreichende Werte liefert. Lediglich die hedonistische Gegenwartsorientierung lässt sich nicht ohne weiteres rekonstruieren. Hinsichtlich dieser Skala soll dennoch der Reliabilitätswert ermittelt werden, um ebenfalls unter Risiko möglicherweise eine Skala bilden zu können (Tabelle 2.11).

Tabelle 2.11 Reliabilitätsanalyse der Zimbardo-Items

Skala	alpha-Wert	korrigierter alpha-Wert, nachdem 3. Item hinzugenommen wird
Negative Vergangenheits-orientierung (2 Items)	,521	,587
Positive Vergangenheits-orientierung (2 Items)	,365	,460
Riskante Gegenwartsori-entierung (2 Items)	,564	,594
Fatalistische Gegenwarts-orientierung (2 Items)	,652	keine Verbesserung möglich
Hedonistische Gegen-wartsorientierung	,260	,401
Zukunftsorientierung (2 Items)	,661	Keine Verbesserung möglich

Insgesamt ist das Ergebnis zufriedenstellend. Wir nehmen hinsichtlich der Skalenrekodierung die Faktorenanalyse als Ausgangspunkt und vergleichen diese mit den Reliabilitätswerten. Immerhin ergibt sich bei drei Skalen die Möglichkeit, jeweils das dritte Item hinzuzunehmen. In Bezug auf die hedonistische Gegenwartsorientierung liefern beide Verfahren keine akzeptablen Ergebnisse, sodass diese Skala ganz aus den Analysen herausgenommen wird. An anderer Stelle soll noch einmal darauf eingegangen werden, inwiefern dies möglicherweise mit einer CMA-Spezifik in Zusammenhang stehen kann. Hinsichtlich der positiven Vergangenheitsorientierung wird zwar auch nicht ganz der Grenzwert für die Zusammenfassung der Items erreicht, dennoch soll zumindest der Versuch unternommen werden, eine entsprechend rekodierte Skala in die nächsten Schritte einzubeziehen, weil zumindest das Ergebnis der Faktorenanalyse dies gestattet.

Wie bereits erwähnt, wurden in zwei Vergleichsgruppen (Studenten und Wohnbevölkerung) ebenfalls Befragungen mit den vorgestellten Instrumenten vorgenommen. Im Rahmen der Skalenrekodierung werden diese beiden Gruppen zusammengefasst. Es soll nun geprüft werden, ob sich die Dimensionen der drei eingesetzten Instrumente auch in diesen Vergleichsgruppen empirisch nachweisen lassen. Im Anschluss daran sollen dann die Skalen so rekodiert werden, dass sie mit den Ergebnissen der Dimensionsprüfung sowohl bei den CMA als auch in der Vergleichsgruppe übereinstimmen.

Die Faktorenanalyse der Items des Instruments *Zielgerichtetheit der Handlungsorientierung* ergibt wie erwartet drei Faktoren. Alle drei Faktoren decken sich auch mit den theoretisch erwarteten Items. Lediglich ein Item der intrinsischen Skala kann der entsprechenden Dimension nicht zugeordnet werden. Die Ergebnisse der Reliabilitätsanalyse liegen bei allen drei Skalen über 0,6. Dies ist sehr zufriedenstellend.

Die Messung der Zeit-Ereignis-Wahrnehmung hatte bei den CMA die größten Schwierigkeiten bereitet. Hier konnten nur die Items von zwei der vier Skalen zugeordnet werden (vgl. Tab. 2.10). Auch in der Vergleichsstichprobe gibt es Probleme, die theoretisch erwarteten Dimensionen empirisch nachzuweisen. Dennoch ergibt sich die Möglichkeit, zumindest die beiden Dimensionen zyklisch und occasional mit je zwei Items zu rekodieren. Insgesamt werden diese Messungen allerdings aufgrund dieser Probleme im Folgenden zweitrangig bleiben.

Der empirische Nachweis mittels des *ZTPI* gelingt demgegenüber sehr zufriedenstellend. Drei Dimensionen lassen sich mit Hilfe der Faktorenanalyse mit allen drei eingesetzten Items nachweisen (negative Vergangenheitsorientierung, riskante Gegenwartsorientierung und Zukunftsorientierung) und zwei Dimensionen mit zwei Items (positive Vergangenheitsorientierung und fatalistische Gegenwartsorientierung). Lediglich die Skalen zur hedonistischen Gegenwartsorientierung bereiten Schwierigkeiten im empirischen Nachweis. Diesbezüglich gelingt es auch in der Vergleichsstichprobe nicht, mittels Mehrfachmessung eine hedonistische Gegenwartsorientierung zu beobachten, die den statistischen Minimalanforderungen entspricht. Diese Skala wird deshalb im weiteren Verfahren nur unter Vorbehalt berücksichtigt. Die Reliabilitätsprüfung orientiert sich an den Items aus Tabelle 2.7, mit welchen bei den CMA die besten Ergebnisse erreicht wurden. Die alpha-Werte sind durchweg zum Teil deutlich besser, als die unter den CMA. Dennoch bewegen sich alle Skalen im tolerierbaren Bereich.

Die Überprüfung der Stabilität der Messungen
In einem weiteren Schritt wollen wir sehen, ob die Beurteilung an Hand der verwendeten Instrumente auch stabil ist. Mit anderen Worten erwarten wir, dass die Messergebnisse mit den jeweils gleichen Skalen auch möglichst zu sehr ähnlichen Ergebnissen führen. Dabei kann noch keine Aussage über die Art der Beantwortung, also zustimmend oder ablehnend, getroffen werden, sondern nur über die wie auch immer geartete Stärke des Zusammenhangs. Diese wird als Hinweis dafür angesehen, dass es sich nicht um inkonsistente Zufallsmessungen handelt, das heißt die Instrumente zuverlässig

zu messen. Genau gleiche Ergebnisse sind nur bei sehr elementaren Sachverhalten zu erwarten. Auch der kleine Zeitraum, der für die Wiederholungsbefragung gewählt wurde, birgt natürlich gewisse Veränderungen in den Einschätzungen. Ferner muss damit gerechnet werden, dass Einstellungen in gewisser Weise um einen Intensitätswert „oszillieren", also kleine Schwankungen immer auftreten, selbst wenn man sehr kleine Messzeiträume verwendet.

Wir prüfen die Stabilität nun an Hand der Daten aus der Wiederholungsbefragung der CMA. Wie bereits erläutert, wurde ein zeitlicher Abstand gewählt, der einerseits lang genug ist, um Gedächtniseffekte möglichst gering zu halten, und andererseits kurz genug, um mögliche Veränderungen im Zeitbewusstsein zu minimieren. Grundsätzlich bleibt aber die Intensität dieser gegenläufigen Wirkungen nur hypothetisch einschätzbar. Dafür gibt es auch keine verlässlichen Parameter.

Die Prüfung erfolgt mittels zweier Verfahren. Zum ersten prüfen wir mittels Faktorenanalyse, ob die jeweils zusammengehörenden Skalen der Erst- und Wiederholungsbefragung in den gleichen Dimensionen liegen. Zum zweiten prüfen wir die Stärke des Zusammenhangs zwischen beiden Befragungen mittels Pearsonkorrelation.

Die Faktorenanalyse ergab übereinstimmend hinsichtlich der rekodierten Skalen, dass im ersten Schritt weniger Faktoren entstanden als Skalen zusammengehören. Dennoch zeigte sich in der Faktorenstruktur keine Zufallsanordnung, sondern mehrere Gruppen zusammengehörender Skalen aus beiden Befragungen luden auf einem Faktor. Berücksichtigt wurden Ladungswerte ab ,600. Im zweiten Schritt wurde die Zahl der theoretisch erwarteten Faktoren vorgegeben. Die nun entstandene Faktorenstruktur zeigt bezüglich aller drei Instrumente, dass die jeweiligen Skalen der beiden Befragungen allein in einem Faktor laden. Dies ist zunächst ein akzeptables Ergebnis hinsichtlich dessen, dass die rekodierten Skalen eine Dimension wiedergeben beziehungsweise die Messung stabil innerhalb einer Dimension verlaufen ist. Lediglich eine Ausnahme zeigt sich, die bereits in der Rekodierung eine Rolle spielte. Im Rahmen der Zielgerichtetheit lassen sich die Skalen zu intrinsischer und rigider Zielgerichtetheit nicht klar trennen.

Tabelle 2.12 Ergebnisse zum Zusammenhang zwischen beiden Befragungen (1)

Instrument	Dimension	Pearsonkorrelation (1. und 2. Befragung)
Zielgerichtetheit	intrinsisch	,470**

rigide	,521**
desorganisiert	,721**

Hinsichtlich der drei rekodierbaren Skalen der Zielgerichtetheit zeigt sich eine erwartbare Tendenz. Die Skala zur Desorganisation hatte bereits in der Erstbefragung klare Ergebnisse geliefert, während rigide und intrinsisch nicht deutlich gegeneinander abgrenzbar waren. Während also desorganisiert eine gute Stabilität an Hand des Korrelationsmaßes aufweist, ist dieses Maß der beiden anderen Skalen relativ niedrig. Immerhin werden Mindestanforderungen erfüllt. Die Richtung des Zusammenhangs ist positiv, signifikant und deutlich von 0 verschieden.

Tabelle 2.13 Ergebnisse zum Zusammenhang zwischen beiden Befragungen (2)

Instrument	Dimension	Pearsonkorrelation (1. und 2. Befragung)
Zeit-Ereignis-Wahrnehmung	occasional	,499**
	zyklisch	,497**

Die beiden rekodierbaren Skalen zur Zeit-Ereignis-Wahrnehmung sind insgesamt akzeptabel, wenngleich auch hier ein etwas stärkerer Zusammenhang wünschenswert wäre. Gegenüber diesen beiden Instrumenten hatte in der Überprüfung der Rekodierbarkeit das Zimbardo-Inventar die besten Ergebnisse geliefert. Hinsichtlich der Stabilität sind aber auch diese Skalen recht unterschiedlich zu bewerten. Auffällig ist, dass die Vergangenheitsskalen besonders stabil sind. Man kann also davon ausgehen, dass die kognitive Positionierung der CMA zu ihrer Vergangenheit recht stabil ist. Auch hinsichtlich der Zukunft ist das Ergebnis zufriedenstellend. Demgegenüber sind alle drei Skalen zur Gegenwart von zum Teil deutlich geringerer Stabilität. Ob dies auch inhaltlich mit der Besonderheit der Lebenssituation und psycho-somatischen Verfasstheit von CMA etwas zu tun hat, soll im Rahmen der inhaltlichen Analyse der Daten erwogen werden.

Tabelle 2.14 Ergebnisse zum Zusammenhang zwischen beiden Befragungen (3)

Instrument	Dimension	Pearsonkorrelation (1. und 2. Befragung)
Zimbardo-Inventar	negative Vergangenheitsorientierung	,654**
	positive Vergangenheitsorientierung	,703**
	riskante Gegenwartsorientierung	,407**
	fatalistische Gegenwartsorientierung	,349**
	hedonistische Gegenwartsorientierung	,302**
	Zukunftsorientierung	,516**

Insgesamt nicht über zu bewerten ist, dass bei CMA Stimmungsschwankungen und kognitive Instabilitäten höher als in der Durchschnittsbevölkerung ausfallen. Deshalb sei an die drei eingangs genannten Minimalkriterien erinnert, die dennoch bei allen Skalen erfüllt werden.

Als Resümee auf unsere erste Frage, ob die Standardskalen zu verschiedenen Aspekten der Zeitorientierung und der Zielgerichtetheit überhaupt auf CMA angewendet werden können, kann vorsichtig mit ja geantwortet werden. Wir hatten gesehen, dass die empirische Rekonstruktion der erwarteten Dimensionen auch in der Normalstichprobe etwas Schwierigkeiten bereitet hat. Auch im Rahmen anderer Untersuchungen wird darüber berichtet.

2.2.9 Theoretische Erwartungen an die Messung der Dimensionen des Zeitbewusstseins von CMA

So einhellig die Meinungen darüber auch sind, dass dauerhafte Abhängigkeit das Zeitbewusstsein im Allgemeinen sowie den Umgang mit Zeit im Besonderen verändert und letztlich beeinträchtigt, so wenig konkret sind die Angaben darüber, was darunter genau zu verstehen ist. Wie also übersetzt sich der Verlust zur Fähigkeit der Tagesstrukturierung in die Dimensionen der vorgestellten Messinstrumente? Wir wollen zunächst versuchen, einige Punkte zusammenzutragen, bevor wir uns mit den Daten beschäftigen.

CMA, die auffällig geworden sind, verfügen kaum noch über soziale Integration. Ihr Leben ist eng mit Institutionen (Obdachloseneinrichtungen, Sozialhilfeämter, Krankenhäuser, religiöse Einrichtungen usw.) und deren zeitbezogenen Verhaltensvorschriften verbunden. In diesem Stadium fehlen mittel- und langfristige (realisierbare) Zielstellungen. Alkoholbeschaffung, Konsumtion und Ausnüchterung bilden einen kurzfristigen Zyklus, der Priorität und nach und nach auch Exklusivität aufweist. Mit anderen Worten Tagesabläufe folgen diesem Zyklus, über den Zeithorizont eines Tages hinaus gibt es im Grunde kaum Zielstellungen, welche mit einem Handlungsplan (Zwischenzielen) verbunden sind. Antizipationen weisen stattdessen die zeitlich unspezifische Gestalt von Hoffnung, Wunsch oder Traum auf. Darüber hinausgehende zeitliche Strukturierungen von Handlungsabläufen stammen aus externen Quellen.

Aus dieser Spezifik von Handlungsabläufen heraus erwarten wir, dass das Zeitbewusstsein in der Messung der von uns verwendeten Skalen der Tendenz nach zyklisch und occasional (gegenwartsbezogen) ist. Ferner erwarten wir, dass das Zeitbewusstsein desorganisierte Züge der Zielgerichtetheit aufweist. In Bezug auf die Zimbardo-Instrumente vermuten wir, dass Abhängigkeit zu einer eher negativen Ausprägung der Vergangenheitsorientierung geführt hat, einer fatalistischen und hedonistischen Gegenwartsorientierung sowie einer gering ausgeprägten Zukunftsorientierung.

Zwei Probleme treten jedoch hinsichtlich einer empirischen Prüfung auf:
Erstens ist das Zeitbewusstsein sowohl aus der Perspektive eines individuellen als auch aus der Perspektive eines kollektiven Merkmals zu betrachten. Als individuelles Merkmal wird es von psychischen Eigenschaften sowie deren Ressourcen mitgeprägt. Dadurch variiert das Zeitbewusstsein auch bei gleichen oder ähnlichen sozialen Bedingungen, in denen Menschen leben. Dennoch kann man andererseits davon ausgehen, dass es auch eine Tendenz der kollektiven Ausprägung des Zeitbewusstseins gibt. In unserem Falle Gemeinsamkeiten der CMA. Welche Tendenz stärker ist und sich im Zeitbewusstsein ausdrückt, die individuelle Varianz durch die persönlichen Eigenheiten oder die kollektive Ähnlichkeit infolge der Bedingungen, lässt sich kaum vorhersagen.

Zweitens besteht das Problem, dass einerseits die Abhängigkeitsdauer das Eintreten der erwarteten Spezifika des Zeitbewusstseins beeinflusst. Je höher die Abhängigkeitsdauer ist, desto eher könnten die erwarteten Spezifika des Zeitbewusstseins von CMA eintreten. Die andere dynamische Größe ist die Therapiedauer. Je höher die Therapiedauer ist, desto stärker müssten sich diese kollektiven Eigenschaften des Zeitbewusstseins wieder zugunsten der individuellen Varianz auflösen. Wir haben also die Konstellation unterschiedlicher Abhängigkeitsdauer und unterschiedlicher Therapiedauer, welche sehr wahrscheinlich in die jeweils entgegengesetzte Richtung wirken. Dadurch wird die empirische Ausprägung des Zeitbewusstseins von CMA relativ heterogen sein.

2.2.10 Empirische Befunde zum Zeitbewusstsein von CMA

Erwartungen an Veränderungen des Zeitbewusstseins durch Therapie
Zunächst wollen wir Erwartungen hinsichtlich der Wirkungen von Langzeittherapie auf das Zeitbewusstsein vorstellen und diese dann mit den empirischen Ergebnissen konfrontieren. Diese Erwartungen sind streng genommen keine theoretisch abgeleiteten Hypothesen, sondern ein Vorab-Standpunkt aus Erfahrungen und Erwartungen an Therapie bei CMA in Bezug auf Veränderungen des Zeitbewusstseins. Wir wählen dieses Vorgehen, weil es zum einen keine ausgewiesenen theoretischen und empirischen Untersuchungen zu CMA gibt und zum anderen, weil vor jeder empirischen Betrachtung eine theoretische Erwartung stehen sollte, um eine systematische Auseinandersetzung mit den Daten führen zu können.

Im Anschluss daran werden wir im ersten Schritt die gemessenen Ausprägungen von Dimensionen des Zeitbewusstseins von CMA mit anderen Gruppen vergleichen. Im zweiten Schritt fragen wir nach Mechanismen für das Zustandekommen dieses Ergebnisses.

Wir gehen davon aus, dass Langzeittherapie sehr wahrscheinlich einen nachhaltigen Einfluss auf das Zeitbewusstsein nimmt. Dabei wird deutlich, dass es nicht um die Maxime „alles wird besser" geht, wobei dies hinsichtlich des Zeitbewusstseins auch gar nicht bestimmbar ist. Es gibt Kosten und Nutzen oder erwünschte und weniger erwünschte Effekte des Einflusses von Langzeittherapie auf das Zeitbewusstein.

Auf der einen Seite ist wahrscheinlich mit einem Gewöhnungseffekt des Zeitbewusstseins an die externe Regulation von Tages- und Wochenabläufen zu rechnen. Im Grunde heißt dies, die Geschehnisse sind im Wesentlichen nicht beeinflussbar, alles kehrt wieder, es gibt nichts Neues und es hat wenig Sinn, Pläne zu machen. Die externen Vorgaben zu den Tages- und Wochenabläufen aus therapeutischer Sicht lassen im Grunde kaum Alternativen zu, soll der Therapieerfolg nicht in Frage gestellt werden.

In die gleiche Richtung könnte möglicherweise ein Konditionierungseffekt verlaufen. Die Soziotherapie enthält umfangreiche zeitlich reglementierte Tages- und Wochenabläufe. Der infolge der Alkoholabhängigkeit eingetretene nahezu völlige Verlust der Fähigkeit zur zeitlichen Eigenstrukturierung von Handlungsabläufen und die Entzugssymptome lassen keinen großen Spielraum für eigene zeitliche Gestaltung zu. Die Kehrseite davon könnte sein, dass eine Gewöhnung an die strikte Einhaltung von externen Zeitvorgaben eingetreten ist. Gemessen haben wir eine solche Präferenz im Rahmen der Zielgerichtetheit. Rigide Zielgerichtetheit umfasst die Wertschätzung von Pünktlichkeit, geregelten Tagesabläufen und zeitlich langer Vorbereitung auf ein beschlossenes Vorhaben.

Wir wollen zunächst zwei Annahmen dazu formulieren:

H1: Je länger die Therapie andauert, desto zyklischer ist das Zeitbewusstsein.

H2: Je länger die Therapie andauert, desto rigider ist das Zeitbewusstsein.

Andererseits findet sehr wahrscheinlich eine Auseinandersetzung mit der Vergangenheit statt. Negative Erinnerungen, die wahrscheinlich aus einer Langzeitabhängigkeit folgen, könnten unter Therapiebedingungen verarbeitet oder erfolgreich verdrängt werden. Mit den Zimbardo-Skalen wird zudem auch die negative und positive Vergangenheitsorientierung gemessen. Wir können nicht sagen, ob sich beide Dimensionen des Zeitbewusstseins beeinflussen oder separiert voneinander bestehen. Es ist denkbar, dass sich komplementär zur Verdrängung negativer Erinnerungen eine positive Vergangenheitsorientierung im Laufe der Therapie einstellt. Ebenfalls möglich ist, dass die negative Vergangenheitsorientierung eine positive Umdeutung nicht zulässt.

Trotz dieser unterschiedlichen Wirkungsrichtungen wollen wir eine weitere Annahme zur Therapiewirkung im Sinne ihrer Erwünschtheit formulieren:

H3: Je länger die Therapie andauert, desto positiver färbt sich die Vergangenheit.

Eine zweite Möglichkeit besteht in einer vollständigen Verdrängung der Vergangenheit, sodass sich eine dominante Gegenwartsorientierung einstellt. Die Fixierung wiederum auf die Gegenwart bei vollständiger Versorgung und Absicherung des Alltags bis in alle denkbare Zukunft hinein könnte zu einem eher nicht erwünschten Effekt führen: das Ansteigen einer generellen Risikoorientierung. Wir sprechen in diesem Zusammenhang von einem riskierten Habitus, der sich aus der Monotonie (Langeweile) des abgesicherten Alltags und der Illusion der Alltagstauglichkeit einzelner wiedererlangter psychischer und motorischer Fähigkeiten ergibt.

> *H4: Je länger die Therapie andauert, desto höher ist die riskante Gegenwartsorientierung.*

Schließlich nehmen wir an, dass Langzeittherapie die Zukunftsorientierung wieder belebt. Ein Kernziel der Therapie besteht darin, Handlungsabläufe wieder selbst planen zu können und einzelne Schritte zu deren Erreichen auszuwählen und zu verfolgen. Ebenfalls sollte sich mit zunehmender Antizipationsfähigkeit auch die Freude hinsichtlich zu erwartender Ereignisse wieder einstellen. Dies ist im Zusammenhang mit H1 zu sehen. Je stärker H1 eintritt, desto weniger ist damit zu rechnen, dass eine messbare Zukunftsorientierung entsteht.

> *H5: Je länger die Therapie andauert, desto ausgeprägter ist die Zukunftsorientierung*

In Abbildung 2.2 sind die Hypothesen zusammengefasst.

Abb. 2.2 Angenommene Wirkungen der Therapie auf das Zeitbewusstsein

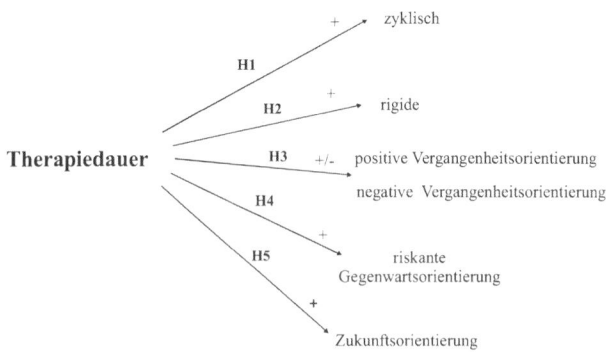

Die Annahmen, die aus Argumenten der Plausibilität und Erwünschtheit folgen, sollen lediglich einen Standpunkt darstellen, von dem aus die empirischen Ergebnisse her betrachtet und bewertet werden können. Diese Vorgehensweise, um es nochmals zu betonen, folgt aus dem Mangel an bisherigen theoretischen und empirischen Arbeiten zum Zeitbewusstsein von CMA beziehungsweise der Wirkung von Langzeittherapie auf Veränderungen des Zeitbewusstseins.

Dimensionen des Zeitbewusstseins von CMA im Vergleich
In diesem Abschnitt werden die Häufigkeitsverteilungen der gemessenen Zeitorientierungen betrachtet. Im nächsten Schritt wollen wir nach Mechanismen fragen, die am Zustandekommen dieser Ergebnisse beteiligt sind. Dabei geht es um Bedingungen des Wandels von Dimensionen des Zeitbewusstseins im Rahmen einer Langzeittherapie.

Weil es keine Untersuchungen zum Zeitbewusstsein von CMA gibt, besteht eine grundsätzliche Unsicherheit darin zu bestimmen, was eigentlich beobachtet worden ist. Es lässt sich nichts über eine empirische Normalität des Zeitbewusstseins von CMA sagen. Deshalb werden wir im Vergleich mit anderen Gruppen zu bestimmen versuchen, in welchen Dimensionen des Zeitbewusstseins sich CMA unterscheiden. Andere Gruppen sollen also einen empirischen Maßstab für die Beurteilung der empirischen Daten zum Zeitbewusstsein von CMA liefern. Das geschieht allerdings unter hoher Unsicherheit. Zum einen ist es schwierig, solche Daten auch von anderen Gruppen zu erhalten, und zum anderen ergeben sich Häufigkeiten auch aus der individuellen Variabilität und nicht nur aus der Zugehörigkeit zu einer statistischen Gruppe aufgrund eines oder mehrerer Merkmale. Aus diesem Grund wird neben dem arithmetischen Mittel auch die Standardabweichung ausgewiesen, die Auskunft über den Grad an Heterogenität bei den CMA geben soll. Zum Vergleich haben wir eine Befragung von Studierenden (Universität Leipzig, Sozialwissenschaften, N = 69) und unter der Wohnbevölkerung in Leipzig (N = 25) vorgenommen. Beide Vergleichsgruppen dürften deutliche Sozialcharakteristika aufweisen, sodass man einen gewissen Kontrast des sozialen Hintergrunds sowie des Lebenslaufs erwarten kann. Damit kann keinerlei Repräsentativität beansprucht werden. Es geht lediglich um eine Einordnung der bei den CMA gemessenen Orientierungen. Es nahmen 114 CMA an der Untersuchung teil.

Hinsichtlich der Zielgerichtetheit wurden intrinsisch, rigide und desorganisiert gemessen. Es zeigt sich, dass die CMA im Sinne der Zielgerichtetheit ihrer Handlungen intrinsisch und rigide orientiert sind, weniger aber desorganisiert. Von den Charakteristika her bedeutet dies, mit Ausdauer ein gestecktes Ziel zu verfolgen und dabei alle zur Verfügung stehenden Möglichkeiten auszuschöpfen. Die Unterschiede in der Dimension intrinsisch zu den beiden Vergleichsgruppen sind relativ gering, aber hochsignifikant[58]. Zudem liegt der Wert für die CMA zwischen den Gruppen, bezeichnet also kein Extrem gegenüber diesen und ähnelt eher der Wohnbevölkerung.

Tabelle 2.15 Zielgerichtetheit der Orientierung im Vergleich

Gruppe	Orientierung	arithmetisches Mittel/ Standardabweichung
CMA	intrinsisch	3,96 / 0,851
	rigide	4,05 / 0,775
	desorganisiert	2,80 / 1,077
Studierende	intrinsisch	3,51 / 0,696
	rigide	3,52 / 0,964
	desorganisiert	3,08 / 0,792
Wohnbevölk.	intrinsisch	4,04 / 0,815
	rigide	3,90 / 0,594
	desorganisiert	2,01 / 0,723

Anders verhält es sich hinsichtlich der Dimension rigide. Den Messungen zufolge sind CMA deutlich rigider hinsichtlich der Einhaltung zeitlicher Parameter (Pünktlichkeit, geregelter Tagesablauf, lange Vorbereitung auf ein Vorhaben) orientiert, als die beiden anderen Gruppen. Das Ergebnis ist ebenfalls hochsignifikant. Diese Ausprägung könnte eine Folge der Langzeittherapie und ihrer strikt geregelten Abläufe sein, wie wir schon im Zusammenhang mit H2 vermutet hatten. Demzufolge wären ein bestimmter Rhythmus und die Akzeptanz, dass Tage einen bestimmten Ablauf haben müssen, eine internalisierte Disposition von CMA.

Die desorganisierte Ausprägung liegt wiederum zwischen den Vergleichsgruppen. Während die Studierendengruppe eher desorganisiert orientiert ist und damit einen Kontrast zur Gruppe der Wohnbevölkerung bildet, stehen die CMA dazwischen. Demzufolge ist viel Zeit mit unwichtigen Dingen zu verbringen und oft nicht genau zu wissen, was man tun will, bei den CMA zwar in gewisser Weise ausgeprägt, aber wahrscheinlich ebenfalls durch die Regelung von Tages- und Wochenabläufen im Rahmen der Therapie verringert worden.

---

[58] Die Signifikanz wurde mit einer Varianzanalyse berechnet. Auch die folgenden Signifikanzeinschätzungen stützen sich auf Varianzanalysen.

Zusammenfassend zu diesem Instrument fällt also eine deutlich rigide und intrinsische Zielgerichtetheit von CMA auf, was darauf hindeutet, dass CMA einen strikt geregelten zeitlichen Ablauf sowie eine gewisse Beharrlichkeit hinsichtlich des Festhaltens an einer einmal gewählten Aufgabe bevorzugen[59].

Im nächsten Schritt betrachten wir die Messung der Zeit-Ereignis-Wahrnehmung. Hinsichtlich dieses Instruments konnten nur zwei Dimensionen rekodiert werden: occasional und zyklisch.

Zunächst fällt auf, dass die Standardabweichung bei den CMA hoch ist (Tabelle 2.16). Die Antworten streuen also stärker als bei den Vergleichsgruppen. Das weist zunächst auf eine höhere Heterogenität der gemessenen Zeit-Ereignis-Wahrnehmung bei CMA hin. Es ist aber möglicherweise auch ein weiterer Hinweis darauf, dass dieses Instrument für CMA insgesamt weniger geeignet ist, denn immerhin ließen sich zwei der vier zum Instrument gehörenden Skalen von vorn herein wegen der schlechten Werte nicht rekodieren.

Tabelle 2.16 Zeit-Ereignis-Wahrnehmung bei CMA

Gruppe	Orientierung	arithmetisches Mittel/ Standardabweichung
CMA	occasional	3,31 / 1,081
	zyklisch	2,80 / 1,199
Studierende	occasional	2,72 / ,784
	zyklisch	2,20 / ,719
Wohnbevölk.	occasional	2,76 / ,991
	zyklisch	1,94 / ,768

Inhaltlich zeigt sich zum ersten, dass bei CMA eine merklich höhere occasionale Orientierung vorherrscht. Indirekt misst diese Skala das Ausmaß der Gegenwartsorientierung, indem die Intensität bestimmt wird, Ereignisse der Zukunft ebenso wie Ereignisse der Vergangenheit kaum oder gar nicht zu

---

[59] Diese Ergebnisse wurden zusätzlich mit einer Varianzanalyse untersucht. Alle gefundenen Differenzen in den Mittelwerten sind demnach auf dem 1 Prozent-Niveau signifikant. Dies gilt auch für den nachfolgenden Vergleich mit den Gruppen der Studierenden und Wohnbevölkerung (Leipzig).

beachten. Diese Tendenz wird zum zweiten durch die zyklische Orientierung unterstrichen. Zwar ist diese nicht so ausgeprägt, der Mittelwert bewegt sich um die Skalenmitte, aber dennoch ist er relativ hoch und deutlich höher als in den Vergleichsgruppen. Diese Ergebnisse sind wiederum auf dem 1 Prozent-Niveau signifikant.

Zusammenfassend lässt sich also festhalten, dass CMA bezüglich der Zeit-Ereignis-Wahrnehmung eine deutlich beobachtbare Spezifik als Gruppe aufweisen, indem sie in signifikant höherem Ausmaß von der Zyklizität der Ereignisse überzeugt sind und sich weniger an Vergangenheit und Zukunft orientieren. Gerade Letzteres lässt sich differenzierter mit dem ZTPI prüfen.

Die Rekodierung des ZTPI wies insgesamt recht gute Werte auf. Fünf der sechs Skalen ließen sich rekodieren. Des Weiteren wird die Verwendung dieser Skalen insofern begünstigt, als eine Studie vorliegt, in der Daten von Alkohol- und Drogenabhängigen in therapeutischer Behandlung (N = 144), Mitarbeitern therapeutischer Einrichtungen (N = 227) und Wohnbevölkerung (N = 550, Deutschschweiz) enthalten sind, die mittels des ZTPI gemessen wurden (Klingemann/Schibli/Gerber). Bei den Abhängigkeitskranken überwiegt der Anteil der Drogenabhängigen eindeutig.

Tabelle 2.17 ZTPI (Vergangenheit)

Gruppe	Orientierung	arithmetisches Mittel/ Standardabweichung
CMA	negative Vergangenheits-orientierung	3,12 / 1,00
Klienten		3,44 / ,80
Mitarbei-tende		2,14 / ,62
Bevölke-rung		2,26 / ,81
CMA	positive Vergangenheits-orientierung	3,54 / ,87
Klienten		3,05 / ,69
Mitarbei-tende		3,21 / ,56
Bevölke-rung		3,63 / ,72

Die soziodemographische Charakteristik fällt etwas anders als bei CMA aus. In der Schweizer Stichprobe von Abhängigkeitskranken sind im Unter-

122

schied zur Gruppe der CMA auch Frauen (28 Prozent) vertreten, das Durchschnittsalter ist deutlich geringer (29 Jahre), sie sind sozial integrierter (23 Prozent leben allein, 71 Prozent haben festen Wohnsitz, 43 Prozent sind erwerbslos), die Bildungsabschlüsse sind ähnlich zugunsten niedriger Abschlüsse verteilt. Bei den Mitarbeitern handelt es sich vorwiegend um therapeutisches Personal. Das Lebensalter der Wohnbevölkerung bewegt sich zwischen 18 und 84 Jahren (Klingemann/Schibli/Gerber S. 30–55).

Bei der Betrachtung der Ergebnisse werden wir nach den Zeitbereichen Vergangenheit, Gegenwart und Zukunft vorgehen.

Bezogen auf die negative Vergangenheitsorientierung kann man zunächst feststellen, dass beide Gruppen der Abhängigen höhere Werte als die Vergleichsgruppen der Mitarbeitenden und der Bevölkerung aufweisen. Der Unterschied fällt deutlich aus und die jeweils ähnlichen Gruppen liegen nahe beieinander. Betrachtet man den Leidensweg der Abhängigkeit bei CMA insbesondere die Dauer der Langzeitabhängigkeit und den hohen Grad an sozialer Desintegration, der sich einstellt, dann entspricht dieses Ergebnis den Erwartungen. Es fällt aber auf, dass die Werte der CMA etwas günstiger als die der Schweizer Klienten ausfallen. Eine erste Vermutung besteht darin, dass hier alle CMA ohne Unterscheidung der Therapiedauer betrachtet werden. Da es sich um eine Langzeittherapie handelt, also ein Teil der CMA schon recht lange unter den geschützten therapeutischen Verhältnissen lebt, könnte es bei diesem Teil der CMA zu einer „Weichzeichnung" der generellen Vergangenheitsorientierung gekommen sein. Anders ausgedrückt, es könnte ein höherer Grad an Vergangenheitsbewältigung stattgefunden haben, als bei CMA mit bisher kürzerer Therapiedauer und der Schweizer Vergleichsgruppe, die sich nicht in einer Langzeittherapie befindet. Aufschluss darüber könnte im nächsten Abschnitt der Vergleich zwischen den CMA auf der Grundlage ihrer Therapiedauer geben. In gewisser Weise gibt die auch im Vergleich hohe Standardabweichung bei den CMA einen Hinweis darauf, dass die Messwerte heterogener als in allen anderen Vergleichsgruppen sind. Die Werte der positiven Vergangenheitsorientierung liegen insgesamt näher beieinander. Aber auch hier zeigt sich im Vergleich der beiden Abhängigengruppen das gleiche (komplementäre) Bild. Die CMA sind weniger negativ vergangenheitsorientiert und mehr positiv vergangenheitsorientiert als die Vergleichsgruppe. Der Grund hierfür könnte der gleiche sein. Es zeigt sich sogar, dass der CMA-Wert fast an dem der Bevölkerungsstichprobe liegt und höher als jener der Mitarbeitenden ist. Die Standardabweichung aber ist auch hier, wenn auch nicht so extrem wie im vorangegangenen Fall, höher als in allen Vergleichsgruppen. Auch dies weist auf die Grundvermutung einer Vergangenheitsbewältigung im Laufe der Langzeittherapie hin. Zieht man die Messung zur occasionalen Zeit-

Ereignis-Wahrnehmung mit heran mit dem Ergebnis, dass CMA relativ deutlich Vergangenheit und Zukunft ausblenden, dann könnte dies ein weiterer Hinweis für eine Beteiligung von Verdrängung unangenehmer Erinnerungen sein. Korreliert man diese Skalen, dann zeigt sich ein schwacher signifikanter Zusammenhang (,321*) zwischen occasionaler Zeit-Ereignis-Wahrnehmung und einer negativen Vergangenheitsorientierung, aber kein Zusammenhang zwischen der Zeit-Ereignis-Wahrnehmung und einer positiven Vergangenheitsorientierung. Die Ausblendung der Vergangenheit könnte in gewisser Weise auch durch eine stabile negative Vergangenheitsorientierung mitverursacht sein. Zugleich lässt sich beobachten, dass CMA mit einer positiven Vergangenheitsorientierung eben keinen Zusammenhang mit einer occasionalen Zeit-Ereignis-Wahrnehmung aufweisen, also weniger Vergangenheit und Zukunft ausblenden möchten. Dieser Sachverhalt weist auf eine sehr differenzierte Bewältigung von Vergangenheit im Laufe der Therapie hin.

Zusammenfassend zur Vergangenheitsorientierung können wir feststellen, dass CMA eine um die Skalenmitte liegende negative Vergangenheitsorientierung aufweisen, das heißt schmerzliche Erinnerungen durch den Kopf gehen lassen und an das Schlechte in der Vergangenheit denken. Dabei sind diese Orientierungen deutlich negativer als in der Bevölkerung und doch etwas weniger negativ als bei der Vergleichsgruppe von Abhängigen. Auf diese Differenz kommen wir noch zurück. Demgegenüber erreichen die Werte der positiven Vergangenheitsorientierung fast diejenigen der Bevölkerungsstichprobe. Möglicherweise führt das Auftreten negativer Erinnerungen zu dem Versuch, positive Erinnerungen zu beleben beziehungsweise Erinnerungen positiv zu färben.

Die Messung der Gegenwartsorientierung mit dem ZTPI erwies sich als etwas schwieriger (Tabelle 2.18). Hier stehen drei Instrumente verschiedener Dimensionen der Gegenwartsorientierung zur Verfügung, wobei die hedonistische Skala nur unter Vorbehalt Verwendung finden kann. Wir vermuten, dass die hedonistische Gegenwartsorientierung einerseits dem tatsächlichen Tagesablauf und seiner strikten Strukturierung entgegensteht, jedoch andererseits eine deutliche Lebensbejahung darstellt. Dies kann dazu führen, dass in der Beantwortung der Fragen unterschiedliche Perspektiven oder Dimensionen angesprochen werden. Das wiederum könnte dazu geführt haben, dass aufgrund der heterogenen Auffassungen der Fragen die statistischen Mindestvoraussetzungen unterschritten werden.

Die fatalistische Gegenwartsorientierung beinhaltet die Überzeugung der Unbeeinflussbarkeit der Geschehnisse und Abläufe, in die der Befragte einbezogen ist. Es geht also nicht um globale Zusammenhänge, sondern aus der Betroffenheitsperspektive wird der Schluss gezogen, dass das Geschehene vorherbestimmt ist. Ein Vergleich mit der Skala der zyklischen Zeit-Ereignis-Wahrnehmung weist für CMA eine Korrelation von ,521** auf, was die fatalistische Grundorientierung bestätigt. Bezüglich der Vergleichsgruppen fällt auf, dass die CMA den höchsten Wert in der fatalistischen Gegenwartsorientierung aufweisen und ebenfalls wieder die höchste Standardabweichung. Auch hier erhalten wir einen Hinweis darauf, dass es unter den CMA infolge der Langzeittherapie zu sehr differenzierten Wirkungen kommt. Ebenfalls mit den Bedingungen einer Langzeittherapie könnte in Zusammenhang stehen, dass auch die Klienten in der Schweizer Vergleichsstudie einen niedrigeren Wert in der fatalistischen Gegenwartsorientierung als die CMA zeigen. Letztlich aber sollte dies mit Vorsicht betrachtet werden, denn andererseits weist der Wert der Bevölkerungsstichprobe keine allzu große Differenz zu den CMA auf und liegt sogar etwas höher als bei den schweizer Klienten.

Tabelle 2.18 ZTPI (Gegenwart)

Gruppe	Orientierung	arithmetisches Mittel / Standardabweichung
CMA	fatalistische Gegenwartsorientierung	3,14 / 1,20
Klienten		2,96 / ,76
Mitarbeitende		2,51 / ,63
Bevölkerung		3,04 / ,82
CMA	hedonistische Gegenwartsorientierung	3,53 / ,90
Klienten		3,36 / ,63
Mitarbeitende		3,06 / ,49
Bevölkerung		3,25 / ,72
CMA	riskante Gegenwartsorientierung	3,17 / ,91
Klienten		3,48 / ,85
Mitarbeitende		2,92 / ,84
Bevölkerung		2,95 / 1,06

Die hedonistische Gegenwartsorientierung ist bei den CMA ebenfalls sehr ausgeprägt. Auch die Streuung der Werte ist wieder die höchste. Im Kern geht es dabei um das Ausmaß, sich der gegenwärtigen Dinge zu erfreuen und sie zu nehmen, wie sie kommen. Zugleich wird damit der Sinn des Vorausberechnenden und Planenden verneint. Es zeigt sich wiederum ein Zusammenhang zur occasionalen Dimension der Zeit-Ereignis-Wahr-nehmung („427**). Insgesamt liegen die Vergleichswerte nahe beieinander.

Die riskante Gegenwartsorientierung schließlich betrifft das Ausmaß der Orientierung, sein Leben durch das Eingehen von Risiken spannender zu machen. Dieser Wert ist deutlich geringer als jener der Klienten der Vergleichsgruppe, aber ebenfalls wiederum über dem Wert der Bevölkerungsstichprobe. Wir gehen davon aus, dass Langzeitabhängigkeit zu einem Habitus[60] führen kann, aufgrund dessen Menschen bereit sind, hohe Risiken einzugehen beziehungsweise eine subjektive Disposition dazu entwickeln, die verdeckt auch jene Mittel umfasst, zu erhalten und zu konsumieren, nach denen ihre Abhängigkeit (Craving) verlangt. Solche Risiken sind in der Erinnerung Beschaffungsrisiken (Rechtsbruch, Überschuldung, Konflikte mit nahestehenden Personen, Gefährdung des Arbeitsplatzes) und Konsumrisiken (Wissen um mögliche Gesundheitsschäden, „Verkaterung" nach dem Konsum). Ein solcher riskierter Habitus bestimmte nachhaltig die Tagesabläufe von CMA bis zum Therapieeintritt. Danach verschwindet er nicht einfach, sondern gerät zunehmend in Konflikt mit der tatsächlichen Lebenspraxis in der Therapie. Dieses Leben ist das Gegenteil von spannend. Geregelte Tagesabläufe, geplante Ereignisse, vorhersehbare Partizipations- und Gestaltungsmöglichkeiten und ein relativ hohes Maß an Wiederkehr der Ereignisse verringert Zufälligkeiten, Spektakuläres und Ungeplantes. Der Habitus ist nicht gleichzusetzen mit dem Druck, den die unbefriedigte Abhängigkeit verursacht, sondern er stellt die biographisch ausgebildete mentale Bereitschaft dar, Risiken einzugehen. Hier ist es das Risiko, solch einen Kreislauf zu durchbrechen. Gleichzeitig dürfen wir aber die Komplexität der Zusammenhänge nicht außer Acht lassen, nämlich die Erinnerungen an ein spannungsreicheres Leben und dessen Folgen, die ein nicht unbeträchtlicher Teil der CMA gern vergessen würde. Zudem kommt die Wahrnehmung körperlicher Defizite, welche das Spannungsspektrum einschränken, hinzu. Dies zusammengenommen stützt die Annahme, dass das Bedürfnis nach Spannung mit dem Grad an somatischen und möglicherweise auch psychischen Folgeerkrankungen in Zusammenhang steht. Das heißt, je höher der Grad an Folgeschädigungen und je länger die Therapiedauer ist, desto schwächer wird der risikoorientierte Habitus beziehungsweise die riskante Gegenwartsorientierung.

---

[60] Der Habitusbegriff ist in den Sozialwissenschaften vor allem durch Bourdieu (aber auch Elias) verbreitet worden. Man kann den Habitus definieren als System dauerhafter Dispositionen, die zu einem Produktionsprinzip von Lebenspraktiken führen. Im Sinne Bourdieus umfasst dies den Zusammenhang von Wahrnehmungs-, Denk- und Handlungsschemata.

126

Zusammenfassend lässt sich feststellen, dass sich einerseits Ergebnisse aus der Messung der Zeit-Ereignis-Wahrnehmung auch hier im Sinne hedonistischer Gegenwartsorientierung bestätigen. Davon unterscheidbar ist die fatalistische Grundhaltung, die bei den CMA relativ ausgeprägt ist. Schließlich ist ebenfalls eine riskante Gegenwartsorientierung feststellbar, die zwar geringer als bei den Schweizer Klienten ausfällt, aber deutlich über den Werten der beiden anderen Vergleichsgruppen liegt. Dies könnte eine Folge der Langzeitabhängigkeit und der damit verbundenen Lebenspraxis sein, die auch durch Langzeittherapie nur in moderatem Maß verringert werden kann.

Die Zukunftsorientierung wird im ZTPI nur mit einem Instrument gemessen. Im Kern geht es dabei um die Beharrlichkeit, ein Ziel zu verfolgen, das heißt das Bedürfnis nach Ausdauer hinsichtlich eines Ergebnisses, das in der Zukunft liegt.

Tabelle 2.19 ZTPI (Zukunft)

Gruppe	Orientierung	arithmetisches Mittel / Standardabweichung
CMA	Zukunftsorientierung	4,05 / ,79
Klienten		3,49 / ,59
Mitarbeitende		3,63 / ,42
Bevölkerung		3,66 / ,67

Das Ergebnis überrascht vor allem durch den mit Abstand höchsten Wert der CMA zu allen anderen Vergleichsgruppen. Zu erwarten wäre zunächst, dass die Zukunftsorientierung unter jener der Bevölkerungsstichprobe liegt, wie dies auch im Falle der Klienten aus der Schweizer Stichprobe der Fall ist. Wie ist also das Ergebnis zu verstehen? Eine erste Möglichkeit besteht darin abzuklären, inwieweit mit dem ZTPI-Instrument der Zukunftsorientierung im Prinzip das Ausmaß an Rigidität der Zielorientierung gemessen wird. Hier hatten wir bereits gesehen, dass CMA in hohem Maße die Wertschätzung geregelter Abläufe internalisiert haben. Lange Vorbereitung, Pünktlichkeit und Beharrlichkeit waren Parameter rigider Zielgerichtetheit. Ist die Zukunftsorientierung der CMA ein anderer Ausdruck für rigide Zeitorientierung und konditionierte Handlungsabläufe? Wir können dies ganz klar verneinen. Die Pearsonkorrelation zwischen rigider Zielgerichtetheit und Zukunftsorientierung beträgt -,025. Es wird demnach mit der Zukunftsorientierung etwas anderes gemessen als Rigidität. Einen Hinweis darauf, dass es sich hier um „echte" Zukunftsorientierung handelt, enthält eine Zusatzfrage. Dabei geht es darum, ob sich der Befragte auf ein Ereignis in der Zukunft freut. Immerhin bejahen 72 Prozent der CMA diese Frage. Interessant ist aber auch, dass nach der Art der Ereignisse (wiederkehrend oder einmalig) gefragt, nur 5 Prozent der Befragten angaben, dass es sich um ein einmaliges Ereignis handelt. Schließlich soll noch erwähnt werden, dass auch im Vergleich der von uns erhobenen kleinen Stichproben (Studierende, Wohnbevölkerung) klare Differenzen zugunsten der ausgeprägten Zukunftsorientierungen der CMA beobachtbar sind und diese eine Signifikanz auf dem 1 Prozent-Niveau aufweisen.

Zusammenfassend lässt sich festhalten, dass man zunächst von einer auffälligen Zukunftsorientierung der CMA sprechen kann, die nicht nur schematisch durch die Therapiebedingung konditioniert ist, sich aber vorwiegend auf wiederkehrende Ereignisse (Ausflüge, Geburtstage, Feiertage) richtet.

In Tabelle 2.20 sind die Ergebnisse an Hand der aufgestellten Annahmen zusammengefasst.

Tabelle 2.20 Annahmen zum Zeitbewusstsein von CMA

Hypo- these	Ergebnisse	Bestätigung
H1: zyk- lisch	CMA weisen gegenüber beiden Vergleichs- gruppen einen signifikant höheren Mittelwert auf; neben der zyklischen Orientierung ist auch eine occasionale Orientierung beobacht- bar; beide Dimensionen weisen auf eine star- ke Gegenwartsorientierung hin;	ja
H2: rigi- de	CMA weisen als Gruppe den höchsten Mit- telwert auf; er liegt nur leicht über der allge- meinen Stichprobe aber deutlich über der stu- dentischen; das spricht ebenfalls für diese Hypothese, weil diese Stichprobe hinsichtlich Alter, Bildung und Lebensrhythmus deutlich selektiv im Hinblick auf nichtrigide Orientie- rungen ist;	tendenziell ja
H3: Ver- gangen- heits- orien- tierung	die Differenzen weisen auf eine Ambivalenz hin, die hohe Standardabweichung bestätigt das; positive und negative Vergangenheits- orientierungen treten gleichzeitig auf, wobei die negative Orientierung deutlich über der	nicht ent- scheidbar

Bevölkerung liegt und die positive nahezu gleich ist; das weist möglicherweise auf zumindest zwei Untergruppen mit unterschiedlicher Vergangenheitsbewältigung hin; es könnte sich jedoch auch um einen Zusammenhang handeln, demzufolge versucht wird, das Auftreten negativer Vergangenheitsorientierung mit der „Inszenierung" positiver Vergangenheitsorientierung zu bewältigen;

Hypothese	Ergebnisse	Bestätigung
H4: riskante Gegenwartsorientierung	die riskante Gegenwartsorientierung ist höher als in den nichtabhängigen Vergleichsgruppen; der riskierte Habitus von CMA kann durch Langzeittherapie wahrscheinlich nur in geringem Maß beeinflusst werden;	tendenziell nein
H5: Zukunftsorientierung	die Zukunftsorientierung der CMA liegt deutlich über den Werten aller anderen Vergleichsgruppen; auffällig ist dabei, dass es sich bei der Art der zukünftigen Ereignisse nahezu durchweg um wiederkehrende Ereignisse handelt,	ja

Personenmerkmale und Zeitbewusstsein bei CMA
Bevor wir auf die Wirkung der Therapie eingehen, wollen wir sehen, ob es differenzierende Merkmale hinsichtlich des Zeitbewusstseins unter den CMA gibt, die möglicherweise auf Personenmerkmale zurückzuführen sind. Wir hatten bereits gesehen, dass Attributionsstile im Prinzip durch zwei Faktoren beeinflusst werden: Persönlichkeitsmerkmale und sozialer Kontext.

Es stellt sich nun die Frage, ob die gefundenen Grundcharakteristika des Zeitbewusstseins von CMA ein Produkt der Primärsozialisation (Grundpersönlichkeit) beziehungsweise eine Folge angeborener Eigenschaften (zum Beispiel der Entfaltung der Big Five[61]) sind oder ihrer gegenwärtigen Le-

---

[61] Darunter zählt man Extraversion, Verträglichkeit, Gewissenhaftigkeit, emotionale Stabilität und Offenheit für Erfahrung. Es ist sehr umstritten, in welchem Umfang die Ausprägung dieser Eigenschaften einer Person veranlagt oder erworben ist. Unabhängig davon übt die

benspraxis folgen. Ersteres läuft darauf hinaus, dass das Zeitbewusstsein mehr oder weniger lebenslang stabil ist, während letzteres bedeutet, dass das Verhältnis der Person zur Zeit relativ flexibel ist und sich dem Typ der Lebenspraxis mittelfristig anpasst.

Der erste Faktor würde also eine mehr oder weniger lebenslange Stabilität des Zeitbewusstseins bedeuten. Demnach würde das Zeitbewusstsein mit bestimmten Ausprägungen personaler Ressourcen und Eigenschaften korrelieren. Das heißt, Veränderungen der sozialen Zusammenhänge, in denen ein Mensch lebt, hätten nur einen sehr geringen Einfluss auf dessen Zeitbewusstsein. Anders ausgedrückt, Therapie, auch Langzeittherapie, kann kaum Veränderungen an der Grundausrichtung des Zeitbewusstseins bewirken. Der zweite Faktor würde stattdessen auf Flexibilität und Veränderlichkeit des Zeitbewusstseins hindeuten. Demnach würde es sich mittelfristig den durchschnittlichen Lebensbedingungen eines Menschen anpassen. Für CMA würde dies bedeuten, dass deren Zeitbewusstsein stärker durch Therapie als durch Personenmerkmale bestimmt wird. Es ist zu vermuten, dass beide Faktoren das Zeitbewusstsein beeinflussen. Im folgenden wollen wir also zunächst an Hand der von uns verwendeten Instrumente sehen, ob es empirisch beobachtbare Differenzen im Zeitbewusstsein der CMA gibt, die auf Personenmerkmale beziehungsweise verfügbare Ressourcen zurückzuführen sind.

Folgende Merkmale interessieren uns: das Lebensalter, die formale Schulbildung, die Abhängigkeitsdauer, der psychische und der somatische Gesundheitszustand. Hinsichtlich des Gesundheitszustands wurden charakteristische psychische und somatische Folgeerkrankungen[62] erfasst sowie von therapeutischer Seite eine Gesamteinschätzung des somatischen und des psychischen Gesundheitszustandes auf einer sechsstufigen Ratingskala vorgenommen. Zuerst betrachten wir die Instrumente zur Zielgerichtetheit und zur Zeit-Ereignis-Wahrnehmung.

Das Lebensalter weist keine bivariaten Effekte auf die Zielgerichtetheit und die Zeit-Ereignis-Wahrnehmung auf. Die bivariaten Zusammenhänge sind durchweg nicht signifikant und schwanken lediglich um ,10. Es lässt sich

---

jeweilige Kombination und Ausprägung dieser Eigenschaften sehr wahrscheinlich einen starken Einfluss auf das Zeitbewusstsein aus.

[62] Psychisch: Delir, Demenz, hirnorganische Durchgangs- und Psychosyndrome, Entzugssyndrom, Halluzinose, paranoide Psychose sowie neurotische und Persönlichkeitsfehlentwicklung.
Somatisch: Carcinome des Verdauungstraktes, epileptische Anfälle, Hypertonie, Kleinhirnatrophien, Lebererkrankungen, Morbus Korsakow, Oesophagusvarizen, Pankreopathien, Polyneuropathie und Kardiomyopathie.

also keine Tendenz beobachten, wonach sich diese Dimensionen des Zeitbewusstseins systematisch in Abhängigkeit des Lebensalters ändern würden.

Zunächst ist bemerkenswert, dass auch weder der psychische noch der physische Gesundheitszustand insgesamt einen Zusammenhang mit den Ergebnissen der verwendeten Instrumente aufweisen. Allerdings lassen sich zwei Ausnahmen, die auf einzelnen Diagnosen beruhen, beobachten: Delir sowie Neurotische- und Persönlichkeitsfehlentwicklung. Bei CMA mit Delir zeigt sich eine negative Korrelation mit der intrinsischen Zielgerichtetheit (-228*). Über Kreuztabellierung lässt sich das negative Vorzeichen an Hand der empirischen Verteilung interpretieren: CMA ohne Delir weisen demnach eine höhere Orientierung bezüglich Ausdauer und Beharrlichkeit, ein Ziel zu verfolgen, auf. Es ist demnach hinsichtlich dieser Dimension des Zeitbewusstseins von Bedeutung, ob ein CMA diese Erkrankung aufweist oder nicht. Dies ist auch für die Einschätzung des Therapieziels von Bedeutung. Die Zusammenhänge sind bei den Zimbardo-Instrumenten noch etwas deutlicher. Hier lassen sich zwei negative Korrelationen mit fatalistischer und hedonistischer Gegenwartsorientierung nachweisen (fatalistisch (-,197*) und hedonistisch (-,214*). Auch hier lässt erst die Prüfung der empirischen Verteilung über eine Kreuztabellierung eine Aussage über die Richtung des Zusammenhangs ermitteln. Demnach sind es CMA ohne Delir, die zum einen eine stärker ausgeprägte Überzeugung aufweisen, wonach das Leben schicksalhaft und unbeeinflussbar sowie unplanbar ist, und zum anderen aber auch eine stärker hedonistische Orientierung. Diese CMA tendieren stärker zum gegenwärtigen Lebensgenuss statt Zukunftsplanung und anderen zeitlichen Festlegungen. Hinsichtlich der Diagnose neurotische und Persönlichkeitsfehlentwicklung zeigt sich ein einziger und zwar negativer Zusammenhang mit der positiven Vergangenheitsorientierung (-,262**). Auch hier gilt, CMA ohne Persönlichkeitsfehlentwicklung verfügen eher über glückliche Erinnerungen und denken gern an ihre Vergangenheit zurück. Die Feststellung, wonach sich bei CMA vermutlich aufgrund der Langzeittherapie eine sukzessive Aufarbeitung ihrer Vergangenheit nachweisen lässt, ist demnach dahingehend konkretisierbar, dass keine Persönlichkeitsfehlentwicklung vorliegen sollte, um diesen Therapieeffekt zu erreichen.

Insgesamt können wir festhalten, dass der Gesamtgrad des Gesundheitszustandes sowohl somatisch als auch psychisch keinen Einfluss auf das Zeitbewusstsein bei CMA hat. Betrachtet man jedoch genaue Einzeldiagnosen, dann lassen sich zwei Ausnahmen feststellen, welche einen Zusammenhang mit einzelnen Aspekten des gemessenen Zeitbewusstsein aufweisen: Delir und Persönlichkeitsfehlentwicklungen begrenzen Therapieeffekte auf das

Zeitbewusstsein. Bei somatischen Einzeldiagnosen gibt es keinerlei verwertbare empirische Zusammenhänge.

In Bezug auf die Abhängigkeitsdauer lässt sich ein Effekt auf der Skala zur desorganisierten Zielgerichtetheit beobachten. Je höher die Abhängigkeitsdauer ist, desto intensiver ist der Aspekt der Desorganisiertheit, also Dinge auszudenken, die dann doch nicht verwirklicht werden oder unruhig zu sein und etwas tun wollen, ohne genau zu wissen was. Auch dieser Zusammenhang legt die Vermutung nahe, dass es sich um eine in gewissem Umfang therapieresistente Folge handelt, so dass ebenso wie bei den beiden psychischen Erkrankungen deren Auftreten Therapiewirkungen auf das Zeitbewusstsein begrenzt. Ob es sich aber um ein stabiles Resultat handelt, kann hier noch nicht eingeschätzt werden. Erst wenn dieser Zusammenhang mit der Therapiedauer in Beziehung gesetzt wird, könnte eine solche Einschätzung bekräftigt werden.

Die umfangreichsten Effekte ergeben sich schließlich im Zusammenhang mit der formalen Schulbildung. Offensichtlich ist darin eine persönliche Ressource zu sehen, die nachhaltig also im Sinne einer Stabilisierung des Zeitbewusstseins wirkt und dadurch eine relativ eigenständige Größe gegenüber sich verändernden Lebensbedingungen darstellt. Im Zusammenhang mit dem Instrument zur Zeit-Ereignis-Wahrnehmung weist die formale Schulbildung einen negativen Effekt auf die zyklische Dimension auf (-,300*). Je höher demnach die formale Schulbildung ist, desto geringer ist die beobachtete zyklische Ausprägung der zeitlichen Orientierung. Natürlich müssen wir auch hier im Zusammenhang mit der Therapiedauer prüfen, ob dieses Resultat tatsächlich stabil ist. Hier können wir aber zunächst festhalten, dass CMA mit einer höheren Schulbildung tendenziell nicht der Auffassung sind, dass sich nichts Neues ereignet, alles schon einmal da gewesen ist usw. So wie die beiden psychischen Erkrankungen einen Therapieerfolg auf das Zeitbewusstsein verringern, so erhöht sich die Wahrscheinlichkeit eines Effekts auf das Zeitbewusstsein durch Therapie, wenn CMA eine höhere Schulbildung aufweisen. Hinsichtlich der Zielgerichtetheit zeigen sich zwei Zusammenhänge. CMA mit höherer Schulbildung weisen höhere Werte in Bezug auf die intrinsische (,243*) und die rigide (,230*) Zielgerichtetheit auf. Beide Skalen zusammen messen im Grunde die Beharrlichkeit an einem Vorsatz, etwas zu erreichen, festzuhalten. Zum einen ist es diese Ausdauer und das Vorhaben, nichts unversucht zu lassen, ein gestecktes Ziel zu erreichen, und zum anderen die Vorstellung einer gewissen Selbstdisziplin und geregelter Abläufe.

Das sind die wichtigsten Ergebnisse im Zusammenhang mit den Instrumenten zur Zielgerichtetheit und der Zeit-Ereignis-Wahrnehmung. Festhalten lässt sich zunächst, dass mit der formalen Schulbildung möglicherweise eine stabile Charakteristik des Zeitbewusstseins insgesamt gegeben sein könnte. Dies muss aber noch genauer geprüft werden.

Die Ergebnisse der ZTPI-Instrumente hingegen zeigen lediglich einen einzigen Zusammenhang mit der Anhängigkeitsdauer. Demnach lässt sich nur ein schwacher, aber bemerkenswerter Zusammenhang mit der Zukunftsorientierung beobachten: Je höher demnach die Abhängigkeitsdauer ist, desto niedriger ist der Wert für die Zukunftsorientierung (-,295**). Nähere Aufschlüsse muss die Einbeziehung der Therapiedauer erbringen. Hier aber entsteht zunächst der Eindruck, wonach eine hohe Abhängigkeitsdauer einen stabilen Effekt auf eine geringe Ausprägung der Zukunftsorientierung aufweist. Insgesamt lässt sich zunächst festhalten, dass sich in den Befunden zum Zeitbewusstsein der CMA keine systematischen Abhängigkeiten von Personenmerkmalen (Alter, Abhängigkeitsdauer, Schulbildung, psychische Erkrankungen) zeigen. Es gibt lediglich einige Ausnahmen, die theoretisch plausibel erklärbar sind. Im nächsten Schritt soll nun geklärt werden, ob es systematische Zusammenhänge mit der Therapiedauer gibt, also ob sich das Zeitbewusstsein von CMA in einer bestimmten Richtung unter dem Einfluss der Soziotherapie ändert.

Therapiedauer und Zeitbewusstsein
Als gemessene Variable für Therapieeffekte steht uns die Therapiedauer zur Verfügung. Sie ist einerseits gut beobachtbar, aber andererseits nur eine kontinuierliche quantitative Größe. Lediglich näherungsweise könnte man annehmen, dass Dauer und Erfolg (im Sinne des Effekts einer gewünschten Veränderung gegenüber dem Ausgangsniveau, wie in den Hypothesen vermutet) in einem linearen Zusammenhang stehen. Hinzu kommt, dass Effekte der Therapiedauer auf das Zeitbewusstsein als vermittelt anzusehen sind. Das heißt, dass Wirkungen der Dauer über partielle Therapieresultate vermittelt werden, die dann auch an der Veränderung des Zeitbewusstseins beteiligt sind, aber sehr wahrscheinlich nicht in die gleiche Richtung wirken, sodass die Effekte der Therapiedauer verstärkt oder auch aufgehoben werden können. Als solche vermittelnden Therapieresultate sehen wir die folgenden an:

- Abstinenzfestigung (Bewältigung der Folgen der Abstinenzdauer),
- Grad der Wiedererlangung motorischer, psychischer und sozialer Fähigkeiten sowie
- Grad der Gewöhnung an externe Regulierungen von Handlungsabläufen.

Diese drei Begleitwirkungen sind nur zum Teil messbar. Deshalb dienen sie uns in erster Linie dem Verstehen der Gesamtergebnisse, das heißt, dem Umstand, dass plausible Veränderungen des Zeitbewusstseins in Abhängigkeit von der Therapiedauer nicht im erwarteten Umfang eingetreten sind.

Die Wiedererlangung einer motorischen Fähigkeit in der Werktherapie oder der Aufbau kommunikativer Kompetenzen können zum Beispiel zu einer höheren Ausprägung der Zukunftsorientierung führen, weil sie das Selbstvertrauen steigern und damit auch die Möglichkeit etwas Umfangreicheres zu planen, das über den unmittelbaren Tagesablauf hinausgeht.

Gleichzeitig aber können sich auch bei sehr langer Therapiedauer Wirkungen einstellen, welche eher in Richtung auf eine Senkung der Zukunftsorientierung zugunsten occasionaler und zyklischer Orientierung hinauslaufen, weil eine Gewöhnung an externe Regulierung von kurz-, mittel- und auch langfristigen Abläufen geschieht.

Schließlich ist offen, wie die Abstinenzdauer kognitiv gegen die alternativen Quellen subjektiver Lebensfreude bewertet wird. Eine positive Bewertung der Abstinenz, das heißt ihre uneingeschränkte Bejahung, verstärkt wahrscheinlich die Zukunftsorientierung, während Zweifel, Abwägen (starke kognitive Dissonanz) die Zukunftsorientierung abschwächen. Dies wiederum hängt aber von der Intensität des Cravings und dem Umgang damit ab. Um es noch einmal zu betonen, dies sind Hintergrundüberlegungen, aber keine gemessenen Größen. Sie sollten mit bedacht werden, da sich Therapiewirkungen nicht schlechthin aus der Dauer ergeben. Dennoch stellt die Dauer eine objektiv beobachtbare Bedingung dar und ist damit modellierungsfreundlich.

Therapiedauer ist also eine sehr komplexe Kategorie hinsichtlich der zu erwartenden Effekte auf das Zeitbewusstsein. Aus diesem Grund wird zunächst der Zusammenhang zwischen Therapiedauer und Zeitbewusstsein geprüft. Danach werden die im vorangegangenen Abschnitt herangezogenen Variablen als Kontrollvariablen hinzugezogen.

Wir kommen nun zu den Ergebnissen: Zwischen der Therapiedauer und den eingesetzten Instrumenten zur Messung der Zeit-Ereignis-Wahrnehmung zeigt sich lediglich ein einziger Zusammenhang (Pearsonkorrelation). Für drei der vier vorgestellten Annahmen ergeben sich also keine bestätigenden empirischen Hinweise. Nur der Zusammenhang zwischen Therapiedauer und rigider Zielgerichtetheit zeigt einen schwachen Zusammenhang (,207*). Es zeigt sich also weder ein Effekt auf eine Bewältigung der negativen Vergangenheitsorientierung oder Zunahme einer positiven Vergangenheitsorientierung noch ein Effekt auf die Zukunftsorientierung. Ebenso zeigt sich keine Zunahme der fatalistischen oder zyklischen Dimension oder einer

Abnahme der riskanten Gegenwartsorientierung, wie wir angenommen hatten.

Im nächsten Schritt werden deshalb die Korrelationen über die im vorangegangenen Abschnitt verwendeten Personenmerkmale zunächst gemeinsam kontrolliert in der Erwartung, dass sich die gefundenen punktuellen Zusammenhänge verstärkend auf den Zusammenhang zwischen Therapiedauer und Zeitbewusstsein auswirken. Wir erwarten also, dass bei Auftreten bestimmter Personenmerkmale zunehmende Therapiedauer eine systematische Veränderung des Zeitbewusstseins bewirkt. Im ersten Schritt, in dem alle Merkmale zusammen als Drittvariablen verwendet werden, zeigt sich keine Verbesserung des Ergebnisses. Im Gegenteil, auch der Effekt auf die rigide Zielgerichtetheit wird schwächer und insignifikant, das heißt, er ist eigentlich kein echter Effekt der Therapiedauer, sondern abhängig vom gleichzeitigen Auftreten eines dritten Merkmals.

Im Folgenden wollen wir deshalb eine genauere Prüfung von Drittvariablen vornehmen.

Wir hatten gesehen, dass das Personenmerkmal Höhe der formalen Schulbildung die meisten Zusammenhänge mit einer bestimmten Ausprägung des Zeitbewusstseins aufwies. Wir wollen nun sehen, ob im Vergleich CMA mit niedriger beziehungsweise höherer Schulbildung sich hinsichtlich des Zusammenhangs Therapiedauer und Zeitbewusstsein unterscheiden. Davor haben wir geprüft, ob es Personenmerkmale gibt, die als Drittvariablen mit der Schulbildung in Beziehung stehen, also zum Beispiel ob CMA mit höherer Schulbildung deutlich älter als diejenigen mit niedriger Schulbildung sind oder höhere Schädigungsgrade aufweisen usw. Damit soll ausgeschlossen werden, dass etwas für einen Bildungseffekt angesehen wird, hinter dem sich die Wirkung einer weiteren Drittvariablen verbirgt. Es werden in allen verfügbaren Personenvariablen, einschließlich des Lebensalters und der Abhängigkeitsdauer, nahezu gleiche arithmetische Mittelwerte bei nahezu gleichen Standardabweichungen sichtbar. Es kann also davon ausgegangen werden, dass die Höhe der formalen Schulbildung tatsächlich die gefundenen Differenzen verursacht. Die Drittvariablen werden wegen der geringen Fallzahl in niedriger – höher dichotomisiert.

Insgesamt ergeben sich einige interessante Zusammenhänge (Tabelle 2.21). Hinsichtlich Schulbildung zeigt sich, dass bei denjenigen CMA, welche über eine geringere Schulbildung verfügen, die deutlichsten und umfangreichsten Therapieeffekte auf das Zeitbewusstsein beobachtbar sind. Dies betrifft zum einen die Zielgerichtetheit. Mit steigender Therapiedauer nimmt die intrinsische und die rigide Zielorientierung bei CMA mit niedrigerer Schulbildung zu, also Orientierung auf Beharrlichkeit und geregelte

Tagesabläufe. Bei CMA mit höherer Schulbildung zeigen sich dagegen keinerlei Effekte.

Zum anderen werden beim Zimbardo-Instrument die Effekte noch deutlicher. Darin betreffen sie die Vergangenheits- und Gegenwartsorientierungen der CMA mit niedrigerer Bildung. Hier nimmt mit steigender Therapiedauer die positive Vergangenheitsorientierung zu sowie die riskante und hedonistische Gegenwartsorientierung. Mit steigender Therapiedauer wird demnach gern und leicht an die Vergangenheit gedacht, während die Gegenwartsorientierung hedonistischer (den Tag so nehmen, wie er kommt) und riskanter (das Leben spannender machen) wird. Diese drei Effekte können durchaus auch Reaktionen auf Alltagsmonotonie sein. Bei den CMA mit höherer Schulbildung dagegen stellt sich ein einziger Effekt ein: Die Zukunftsorientierung nimmt mit wachsender Therapiedauer deutlich ab. Dies könnte ebenfalls eine kognitive Reaktion auf die Dauer der externen Regelung von Tages- und Lebensabläufen sein, wie sie durch lange Therapiedauer gegeben ist. Nur eben wird dieser Effekt kognitiv verschieden verarbeitet.

Tabelle 2.21 Vermittlung von Therapiewirkungen über Personenmerkmale

| | Schulbildung | | psychische Erkrankung | |
	niedriger	höher	niedriger	höher
	Therapiedauer		Therapiedauer	
intrinsisch	,265*	-	-	-
rigide	,399**	-	-	-
desorganis.	-	-	-	-
occasional	-	-	-	-
zyklisch	-	-	-	,320*
neg. Verg.	-	-	-	-
pos. Verg.	,280*	-	-	-
risk. Geg.	,270*	-	-	-
hed. Geg.	,259*	-	-	-
fatal. Geg.	-	-	-	-
Zukunft	-	-,459**	-	-

Pearsonkorrelationen (signifikante Ergebnisse)

In Bezug auf die beiden weiteren Personenmerkmale zeigt sich letztlich nur hinsichtlich der positiven Vergangenheitsorientierung eine gewisse Häufung von Effekten der Therapiedauer (Tabelle 2.22). Demnach nimmt bei CMA, die älter als 50 Jahre sind, die positive Vergangenheitsorientierung zu, was auch als eine Zunahme „rückwärts" gerichteter Zeitorientierung angesehen werden kann. Demgegenüber sind die Effekte im Vergleich der Abhängigkeitsdauer entgegengesetzt. Bei CMA mit niedrigerer Abhängigkeitsdauer nimmt die positive Vergangenheitsorientierung mit zunehmender Therapiedauer ab, während sie bei CMA mit längerer Abhängigkeitsdauer zunimmt.

Es zeigt sich also, dass es keine einheitlichen Effekte der Therapiedauer gibt, sondern eine Reihe bedingter Effekte, wobei sich Wirkungen auf die positive Vergangenheitsorientierung als besonders auffällig erweisen. Das bedeutet, dass aufgrund der Komplexität möglicher Wirkungen der Therapiedauer Drittvariablen berücksichtigt werden müssen. Die Effekte der Therapiedauer auf das Zeitbewusstsein sind, soweit sich das mit unserem Datensatz feststellen lässt, überwiegend bedingter Art. Einige Personenmerkmale, die als solche Bedingungen in Erscheinung treten, konnten wir mit unserer Untersuchung erfassen. Über die wechselseitigen Kombinationen dieser Bedingungen können wir allerdings keine Aussagen treffen, da die Fallzahl für entsprechende Analysen zu gering ist.

Tabelle 2.22 Vermittlung von Therapiewirkungen über Personenmerkmale (2)

| | Lebensalter | | Abhängigkeitsdauer | |
	bis 50 J.	über 50 J.	bis 20 J.	über 20 J.
intrinsisch	-	-	-	-
rigide	-	-	-	,299*
desorganis.	-	-	-	-
occasional	-	-	-	-
zyklisch	-	-	-	-
neg. Verg.	-	-	-	-
pos. Verg.	-	,281*	-,354*	,397*
risk. Geg.	-	-	-	-
hed. Geg.	-	-	-	-
fatal. Geg.	-	-	-	-
Zukunft	-	-	-	-

Pearsonkorrelationen (signifikante Ergebnisse)

Abschließend soll nun mit Hilfe eines Mehrgleichungsmodells versucht werden, auch die wechselseitige Beeinflussung des Zeitbewusstseins mit zu erfassen. Bezogen auf die fünf Hypothesen, an denen wir die statistische Analyse orientiert haben (vgl. Abb. 2.2), kann man feststellen, dass sich empirische Hinweise auf deren Zutreffen erkennen lassen. Es hat sich aber auch gezeigt, dass dies nur bei gleichzeitigem Vorhandensein bestimmter Personenmerkmale der Fall ist. So ergeben sich Hinweise für H1 bei vorliegen von Delir oder einer Persönlichkeitsfehlentwicklung, für H2 bei niedrigerer Schulbildung, für H3 bei niedrigerer Schulbildung, höherem Lebensalter und in Zusammenhang mit der Abhängigkeitsdauer sowie H4 bei niedrigerer Schulbildung.

Bei all diesen Zusammenhängen bilden wahrscheinlich Konditionierungen aus der extern geregelten Verantwortung und der Regelung von Tages- und Lebensabläufen eine Klammer für die zum Teil heterogenen Befunde.

Therapiewirkung als Teil eines Wirkungsmechanismus
Wir wollen nun die Ergebnisse zum Zeitbewusstsein an Hand von Mehrgleichungsmodellen zusammenfassen. Bisher haben wir lediglich bivariate Zusammenhänge vorgestellt, also Zusammenhänge zwischen zwei Variablen. Solche Zusammenhänge können in multivariaten Modellen aber äußerst anfällig sein, nämlich dann, wenn sie über nicht beachtete Drittvariable beeinflusst sind. Diese Unsicherheit besteht natürlich immer, denn im Grunde kommt zunächst jeder Sachverhalt als eine solche Drittvariable in Frage. Deshalb müssen einer solchen Kontrolle theoretische Annahmen zugrunde liegen. Mehrgleichungsmodelle weisen zudem den Vorteil auf, dass in ihnen mehrere (und nicht nur eine) abhängige Variable eingesetzt werden können. In unserem Fall ergibt sich daraus, dass wir nicht nur die Effekte der ausgewählten unabhängigen (exogenen) Variablen verfolgen können, sondern auch zugleich die Effekte zwischen den abhängigen Variablen des jeweiligen Instruments, mit dem wir das Zeitbewusstsein gemessen haben. Schließlich lassen sich mit Mehrgleichungsmodellen auch Wechselwirkungen zwischen Variablen finden beziehungsweise die Wirkungsrichtung einer Variablen kann bestimmt werden.

Zwischen den Variablen der Instrumente kommen keine Effekte zustande, mit denen akzeptable Fitmaße eines Modells entstehen. Wir werden deshalb schrittweise die Ergebnisse der einzelnen Instrumente vorstellen und beim Zimbardo-Inventar das Modell selbst aufgrund seiner hohen Komplexität in einzelne Schritte gliedern. Für die Verfolgung der Modellergebnisse sollten die Tabellen 2.5 bis 2.9 herangezogen werden, in denen wir die Dimensionen der gemessenen Items vorstellen.

Zielgerichtetheit
Mit dem Instrument Zielgerichtetheit wurden die Dimensionen intrinsisch, desorganisiert und rigide gemessen. In Abbildung 2.3 ist das Mehrglei-

chungsmodell dargestellt. Der Zusammenhang zwischen den Dimensionen der Zielgerichtetheit ist relativ einfach. Vorab kann man mit einer gewissen Vorsicht diese Dimensionen dahingehend bewerten, dass intrinsisch eine wünschenswerte, desorganisiert eine nicht wünschenswerte und rigide eine diesbezüglich eher neutrale Dimension darstellt (Hypothese 2 folgend).

Zum einen lässt sich ein negativer Effekt der Dimension desorganisiert auf die Dimension intrinsisch beobachten. Je desorganisierter eine Person ist, desto weniger intrinsisch ist sie orientiert. Dieser Zusammenhang ist sehr plausibel. Wenn jemand der Auffassung ist, sich oft Dinge auszudenken, die er doch nicht verwirklicht oder oft gern etwas tun würde, aber nicht weiß was, dann schwächt dies Orientierungen ab, welche eine große Ausdauer repräsentieren. Zum anderen tritt eine Wechselwirkung zwischen intrinsisch und rigide auf. Wir beobachten eine starke positive Wirkung von rigide auf intrinsisch, also von Pflichtgefühl und strikter Präferenz für geregelte Tagesabläufe auf Ausdauer beim Erreichen gesteckter Ziele. In diesem Sinne kann man von einem Unterstützungspotential Rigidität sprechen. Rigidität ist also der Gegenspieler von desorganisiert. Die Rückwirkung ist negativ, das heißt, je intrinsischer zugleich eine Person ist, desto weniger rigide ist sie. Möglicherweise steckt darin ein Schwellenwert. So kann man annehmen, dass für einen gewissen Grad an intrinsischer Orientierung Rigidität hinderlich wird. Die Orientierung an Zukunftsaufgaben kann dazu führen, dass sich die Dimension Rigidität abschwächt. Es muss jedoch auch beachtet werden, dass diese Rückwirkung ungleich schwächer ist, als die positive Wirkung von rigide auf intrinsisch. Ebenso bemerkenswert sind erwartbare, aber nicht auftretende Wirkungen. So lässt sich keine Wirkung von desorganisiert auf rigide beobachten. Diese Dimension wird demnach vollständig durch exogene Variablen beeinflusst. Des Weiteren ist interessant, dass weder die Ausprägung der intrinsischen noch der rigiden Dimension der Zielgerichtetheit die Dimension "desorganisiert" abschwächt. Wie sich noch zeigen wird, ist diese Dimension, die man durchaus als eine Störvariable der Ausbildung intrinsischer Zielgerichtetheit bezeichnen kann, nicht durch Therapie beeinflusst. Je höher Desorganisiertheit ausgeprägt ist, desto geringer wird der an der intrinsischen Orientierung fixierte Therapieerfolg.

Die zweite Frage, die nun interessiert, richtet sich auf die Wirkungen der unabhängigen Variablen, auf die einzelnen Dimensionen der Zielgerichtetheit. Betrachten wir zunächst die uns besonders interessierende Dimension intrinsisch. Im Modell lassen sich drei Variable identifizieren, die diese Dimension beeinflussen und zwar durchweg negativ. Wenn Delir diagnostiziert wird, dann sinkt die Wahrscheinlichkeit einer intrinsischen Zielgerichtetheit. Wir haben es hier mit einem kaum beeinflussbaren Zusammenhang zu tun.

Eine deutliche Wirkung geht auch von der Abhängigkeitsdauer aus. Je länger eine Person vor dem Therapieeintritt abhängig war, desto geringer ist die intrinsische Zielgerichtetheit ausgeprägt. Das ist insofern bemerkenswert, da auch diese Größe durch Therapie nicht beeinflusst werden kann. Es handelt sich also um einen konstanten Einfluss, welcher die Therapiewirkung von vorn herein begrenzt. Bemerkenswert ist, dass von der Abhängigkeitsdauer zudem auch ein indirekter negativer Effekt auf die intrinsische Dimension zu beobachten ist, der über die Dimension desorganisiert vermittelt wird. Je länger also die Abhängigkeitsdauer ist, desto stärker ist die Dimension desorganisiert ausgeprägt. Die Abhängigkeitsdauer ist die einzige Variable, welche aus unserem Variablenpool diese Dimension beeinflusst.

Abb. 2.3 Ergebnisse des Instruments Zielgerichtetheit

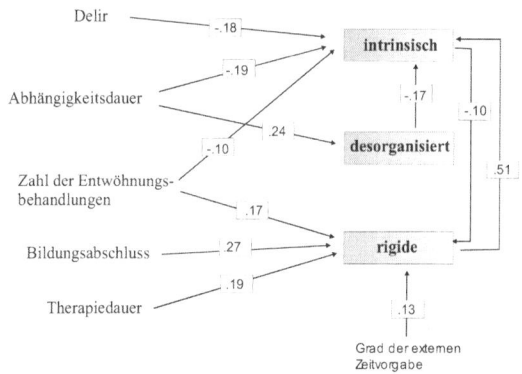

Chi-Square=6.32, df=10, P-value=0.78766, RMSEA=0.000

Ob also eine Person desorganisiert orientiert ist, wird vornehmlich durch die Dauer ihrer Abhängigkeit bestimmt und durch sonst keine weiteren hier beachteten Variablen. Schließlich wirkt die Zahl der Entwöhnungsbehandlungen negativ auf diese Dimension der Zielgerichtetheit. Hier gilt das gleiche wie für die Wirkung der Abhängigkeitsdauer. Diese drei Variablen, welche sich aus der Intensität und der Dauer der Abhängigkeitskarriere ergeben, sind die Gegenspieler der Therapiewirkung. Sie hemmen sowohl direkt als auch indirekt die Ausprägung intrinsischer Zielgerichtetheit.

Auch die Zahl der medizinischen Rehabilitation wirkt positiv auf die Dimension rigide. Beides zusammen könnte durch einen Effekt, wie wir ihn eingangs genannt hatten, vermittelt sein, nämlich die Gewöhnung an extern geregelte Abläufe. Insofern ist im Sinne erwünschter Veränderungen der Zielgerichtetheit diese Dimension ambivalent. Letztlich drückt sich das auch in der gefundenen Wechselwirkung mit der Dimension intrinsisch aus. Man kann hier auch von einer indirekten Wirkung der Therapiedauer beziehungsweise Behandlungserfahrungen insgesamt über rigide auf intrinsisch sprechen. Aufgrund der negativen Rückwirkung von intrinsisch auf rigide wird allerdings ein Teil dieser indirekten Wirkungen aufgehoben, was auf eine Regulierung im Sinne der Aufhebung möglicher Hospitalisierungseffekte hinweisen kann. Dies lässt sich aber nicht mit Sicherheit feststellen. Betrachtet man außerhalb des Mehrgleichungsmodells den Zusammenhang zwischen den Dimensionen intrinsisch und rigide, indem dies durch eine kategorisierte Variable der Therapiedauer kontrolliert wird, dann ergibt sich ein eindeutiges Bild.

Tabelle 2.23 Zusammenhang rigide-intrinsisch kontrolliert mit der Therapiedauer

	bis 1 Jahr	1 bis 4 J.	4 bis 8 J.	länger
Zusammenhang rigide-intrinsisch	n.s.	,464*	,697**	,700**

Pearsonkorrelation (signifikante Ergebnisse)

Der Zusammenhang dieser beiden Dimensionen wächst also, je länger die Therapie andauert.

Problematisch für die Bewertung der Ergebnisse ist die Wirkung der Höhe formaler Schulbildung. Der sehr starke positive Effekt auf die Dimension rigide ist überraschend. Je höher demnach die formale Schulbildung ist, desto stärker ist rigide Zielgerichtetheit ausgeprägt.

Zunächst können wir Folgendes zur Zielgerichtetheit zusammenfassen:

Die Therapiedauer hat insgesamt eine untergeordnete Bedeutung für Veränderungen der Zielgerichtetheit. Ein deutlicher Effekt stärkt die rigide Dimension und wirkt lediglich indirekt auf die gewünschte Ausbildung intrinsischer Zielgerichtetheit. Als wirkungshemmend für die Therapiedauer erweist sich die Dauer der Abhängigkeitskarriere und ein Teil des psychischen Schädigungsgrades. Darin bestehen deutliche Barrieren der Ausbildung intrinsischer Zielgerichtetheit.

Zeit-Ereignis-Wahrnehmung
Hinsichtlich der Messungen bei CMA war dieses Instrument nur bedingt geeignet. Wir haben es dennoch einbezogen, weil es einige Einblicke in die Wahrnehmung und Bewertung des Zeitablaufs gewährt und zwei der vier Skalen innerhalb der Grenzwerte valide sind. Die beiden Dimensionen occasional und zyklisch repräsentieren letztlich die Auffassung, sich auf die Gegenwart zu konzentrieren, das heißt, Dinge, die geschehen sind, möglichst schnell zu vergessen, sich über Dinge, die später geschehen könnten, keine Gedanken zu machen einerseits und andererseits die Wahrnehmung, dass sich im Grunde alles wiederholt. Beide Dimensionen stellen eine Auffassung dar, welche Zeitplanung und Zeitumgang nicht fördern. Die Konzentration auf gegenwärtige Abläufe ist dem Interesse, mit Zeit umzugehen und zeitbezogen zu planen, entgegengesetzt. Verstärkt wird dies dadurch, dass die Dimension linear offen keine stabilen Ergebnisse lieferte und deshalb in die Analyse nicht einbezogen werden kann. So gesehen bedeuten diese beiden Dimensionen auch einen Rückzug auf das, was gerade geschieht, und eine gewisse Passivität dem gegenüber. Wir wollen also sehen, wodurch eine solche Tendenz besonders hervorgerufen wird. In Hypothese 1 hatten wir vermutet und bereits empirische Hinweise darauf diskutiert, dass die Therapiedauer die zyklische Wahrnehmung von Abläufen verstärkt. In Abbildung 2.4 sind die Ergebnisse des Mehrgleichungsmodells enthalten.

Abb. 2.4 Ergebnisse des Instruments Zeit-Ereignis-Wahrnehmung

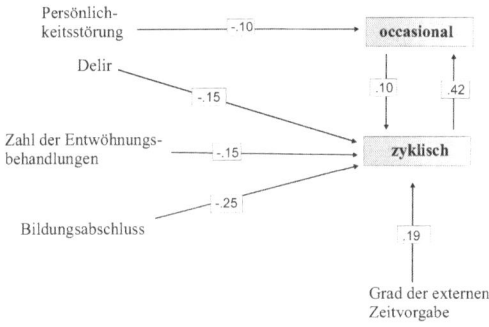

Chi-Square=0.69, df=4, P-value=0.95275, RMSEA=0.000

Zunächst wird deutlich, dass die beiden Dimensionen sich gegenseitig verstärken. Wenngleich die Rückwirkung von occasional auf zyklisch sehr schwach ist, bilden beide Dimensionen auch eine Art der Selbstverstärkung.

142

Hinsichtlich der Therapiedauer tritt in diesem Modell keine Wirkung auf. Allerdings zeigt auch hier die Zusatzvariable, welche die Gewöhnung an externe Zeitvorgaben misst, einen relativ starken Effekt auf die Dimension zyklisch. Je mehr demnach der Tagesablauf als vollständig vorgegeben eingeschätzt wird, desto zyklischer ist die Zeit-Ereignis-Wahrnehmung. Darin besteht der Hauptbefund dieses Instruments.

Alle anderen Variablen, die Effekte aufweisen, schwächen diese zyklische Dimension. Interessant ist vor allem, dass sich ein relativ starker negativer Effekt der formalen Bildung auf die zyklische Dimension beobachten lässt. In gewisser Weise kann man davon sprechen, dass Bildung vor einer starken zyklischen Ausprägung der Zeit-Ereignis-Wahrnehmung schützt. Auch hier tritt also wie bei der Zielgerichtetheit eine persönliche Ressource auf, die eigenständig und unabhängig von Therapiebedingungen wirkt.

Die Behandlungserfahrung wirkt der Ausprägung der zyklischen Dimension ebenfalls entgegen, ebenso wie das Auftreten des Krankheitsbildes Delir. Beides lässt sich hier nur konstatieren, ebenso der Umstand, dass auch das zweite Erkrankungsbild mit einem negativen Effekt im Modell auftritt.

Insgesamt kann man erkennen, dass zyklische Orientierungen durch externe Regelung von Tages- und weitergehenden Abläufen verstärkt werden und Bildung dem entgegenwirkt. Weitergehende Aussagen lassen sich aufgrund der eingeschränkten Verwendbarkeit dieses Instruments aber nicht treffen.

Die Zeitperspektiven nach Zimbardo

Das Zimbardo-Inventar erfasst die Zeitperspektiven sehr differenziert. Besonders die Gegenwartsorientierungen sind mit drei Typen gut vertreten. Da es sich um einen komplexen Zusammenhang handelt, werden wir das Ergebnis in zwei Schritten vorstellen. Zunächst betrachten wir nur die Zusammenhänge, die sich zwischen den Zeitperspektiven bilden. Wir fragen also danach, ob sich eine bestimmte Ausprägung einer Zeitperspektive auf die Ausprägung einer anderen positiv oder negativ auswirkt. Zum Beispiel ob sich eine positive Vergangenheitsorientierung auf die Zukunftsorientierung positiv auswirkt. Bevor wir die Wirkungen an Hand eines Mehrgleichungsmodells näher betrachten, soll mittels einer Clusteranalyse die Grundstruktur der drei Zeitperspektiven ermittelt werden (vgl. Abb. 2.5).

Auffällig ist zunächst die große Nähe zwischen hedonistischer und riskanter Gegenwartsorientierung. Beide Zeitperspektiven können als in ihrer Beurteilung zusammenhängend angesehen werden. Über eine Wirkungsrichtung kann man aus der Clusteranalyse keine Schlussfolgerung ziehen. In der nächsten Clusterstufe kommt eine positive Vergangenheitsorientierung hinzu. Alle drei Variablen bilden ein positives auf die Gegenwart bezogenes Zeitbewusstsein, allerdings mit einem gewissen Potential der Selbstüber-schätzung. Diese Konstellation deckt sich durchaus mit unseren Vermutun-gen in H3 und H4. Die geschützten Lebensbedingungen führen bei positiver Vergangenheitsbewältigung zu einer subjektiven Wahrnehmung von Mono-tonie bei gleichzeitiger Überschätzung der eigenen Fähigkeiten, den Alltag selbständig zu bewältigen, was zu einer riskanten Gegenwartsorientierung führt. Im Mehrgleichungsmodell wollen wir sehen, welche Kausalwirkun-gen sich zwischen diesen drei Orientierungen empirisch beobachten lassen. Schließlich kommt mit geringer Differenz noch die negative Vergangen-heitsorientierung zu diesem Cluster.

Abb. 2.5 Dendrogramm aller Zeitperspektiven des ZTPI

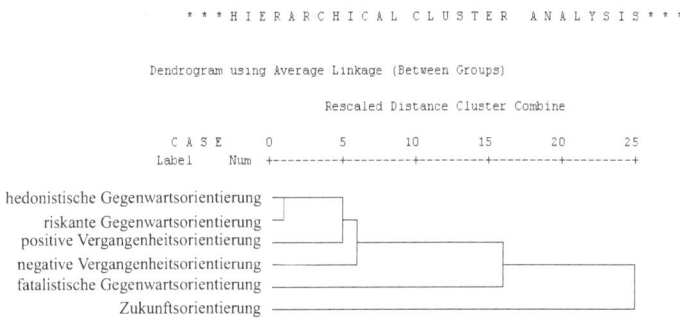

Dazu lässt sich zunächst keine Vermutung aus der Clusteranalyse ableiten. Bemerkenswert ist schließlich, dass die fatalistische Gegenwartsorientie-rung und die Zukunftsorientierung isolierte Größen im Zeitbewusstsein dar-stellen. Ihr Zugang zu einem Gesamtcluster entsteht sehr spät und in gro-ßem Abstand zu den anderen Variablen. Es ist also damit zu rechnen, dass diese Variablen innerhalb der Zeitperspektiven kaum Wirkungen oder Wechselwirkungen aufweisen und stattdessen wahrscheinlich durch externe Variablen beeinflusst sind oder aber lebenslang stabile Orientierungen dar-stellen, die aus sehr frühen Sozialisationsphasen stammen.

Wir kommen nun zu den Ergebnissen unseres Mehrgleichungsmodells. Zunächst bestätigt sich die Grundstruktur, die wir mit Hilfe der Clusteranalyse gefunden haben.

Es sind Zeitperspektiven beobachtbar, die von keiner anderen Zeitperspektive beeinflusst werden. Von diesen Variablen der Zeitperspektive gehen nur Wirkungen auf andere Zeitperspektiven aus. Dabei handelt es sich um die negative Vergangenheitsorientierung, deren Bedeutung sich aus der Clusteranalyse nicht erkennen ließ, und die Zukunftsorientierung, die sich als eindeutig isolierte Zeitperspektive zeigte.

Gehen von diesen Orientierungen Wirkungen aus? Zum einen wirkt die negative Vergangenheitsorientierung auf die positive Vergangenheitsorientierung. Über welche Prozesse der Auseinandersetzung mit der eigenen Biographie dies geschieht, lässt sich aus diesen Messungen nicht ermitteln. Diese Wirkung ist positiv, das heißt, die positive Vergangenheitsorientierung wird nicht abgeschwächt, sondern verstärkt und es gibt keine Rückwirkung, etwa so, dass durch eine positive Orientierung die negative abgeschwächt würde.

Abb. 2.6 Ergebnisse eines Mehrgleichungsmodells zu den Zeitperspektiven

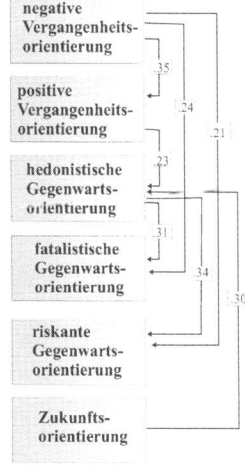

Darüber hinaus gehen von einer negativen Vergangenheitsorientierung deutliche Wirkungen auf die fatalistische und die riskante Gegenwartsorientierung aus. Auch diese Wirkungen sind positiv, aber plausibler als der vorangegangene Effekt. Demnach verstärken negative Erinnerungen an die

Vergangenheit zum einen die Einstellung, nicht an die Zukunft zu denken und die Abläufe für unbeeinflussbar zu halten sowie zum anderen nach Spannung im Leben zu suchen. Die Wirkungen der negativen Vergangenheitsorientierung sind also recht umfassend, aber zugleich ohne nähere Untersuchung der Abläufe nur zum Teil interpretierbar.

Von der Zukunftsorientierung geht dagegen nur eine einzige Wirkung aus und zwar auf die hedonistische Gegenwartsorientierung. Dass diese „Wohlfühl-Gegenwart" vom Grad der Zukunftsorientierung beeinflusst wird, ist plausibel. Je stärker also eine Person auch an die Zukunft denkt, desto stärker ist sie an Gegenwartsereignissen interessiert. Dies ist insofern kein Widerspruch, als die hedonistische Gegenwartsorientierung in Konkurrenz zur fatalistischen und riskanten zu sehen ist, die nicht von der Zukunftsorientierung beeinflusst werden. Man kann in diesem Effekt also auch eine Stärkung einer hedonistischen Gegenwartsorientierung gegenüber den beiden anderen sehen.

Die beiden Gegenwartsorientierungen (fatalistisch und riskant) sind Zeitperspektiven, die nur Effekte aufnehmen und von denen keine Effekte ausgehen. Sie stellen demnach passive Zeitperspektiven dar, solange noch keine externen Variablen berücksichtigt werden. Generell betrachtet haben wir es bei den Zeitperspektiven intern mit drei Arten von Variablen zu tun: Variablen, von denen nur Wirkungen ausgehen, Variablen, die nur Wirkungen empfangen, und eine Variable, die man als „Transformator" bezeichnen könnte, über welche Wirkungen verarbeitet und weitergegeben werden. Dies ist die hedonistische Gegenwartsorientierung. Dieses Konstrukt ist nicht eindeutig fixiert. Es gibt Lebensfreude und Konzentration auf den Augenblick wieder und setzt diese gegenüber anderen Verpflichtungen oder über den Augenblick hinausgehenden Plänen als Priorität. Dies ist im Hinblick auf CMA etwas ganz Wichtiges. Das Zurückgewinnen von Lebensfreude kann als Erfolg bezeichnet werden. Es muss aber auch beachtet werden, dass von dieser Zeitperspektive auch deutliche Wirkungen auf die fatalistische und die riskante Gegenwartsorientierung beobachtbar sind. Ferner wird durch diese Zeitperspektive weder die positive Vergangenheitsorientierung noch die Zukunftsorientierung beeinflusst. Aber es gibt Wirkungen von diesen Variablen auf die hedonistische Orientierung. Je ausgeprägter also positive Vergangenheitsorientierung und Zukunftsorientierung sind, desto stärker ist die hedonistische Gegenwartsorientierung. Die Bedeutung dieser Orientierung ist also durchaus ambivalent, weil sie auch fatalistische und riskante Orientierungen verstärkt.

Dieses Ergebnis soll nun mit den externen Variablen in Beziehung gesetzt werden, also mit der Frage, welche externen unabhängigen Variablen diese

Verflechtung von Zeitperspektiven beeinflussen. In Abb. 2.7 ist das Gesamtergebnis wiedergegeben.

Abb. 2.7 Gesamtergebnisse zum ZTPI

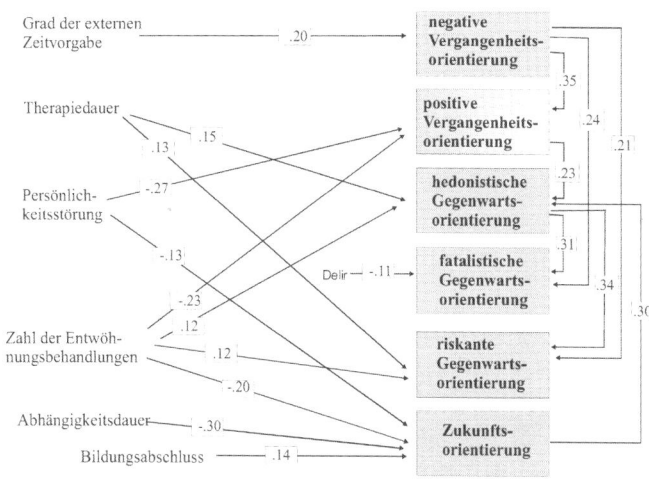

Chi-Square=47.07, df=38, P-value=0.14846 RMSEA=0.047

Wir knüpfen zunächst an die hedonistische Gegenwartsorientierung an und fragen, welche von uns gemessenen externen Variablen diese beeinflussen. Dabei zeigt sich, dass die Therapiedauer einen positiven Effekt auf die hedonistische Gegenwartsorientierung ausübt. Langzeittherapie verstärkt demnach die hedonistische Orientierung. Auch die zweite Variable zur weiter zurückliegenden Behandlungserfahrung (Zahl der Entwöhnungsbehandlungen) weist einen positiven Effekt auf. Damit erweist sich die hedonistische Gegenwartsorientierung als ein zentrales Konstrukt für die Beobachtung prozessualer Veränderungen und bedingter Beeinflussbarkeit der Zeitperspektiven durch Therapie.

Dabei darf aber nicht außer Acht gelassen werden, dass diese Zeitperspektive keine eindeutige Interpretation zulässt, weil sie neben Lebensfreude eine strikte Gegenwartsorientierung unter Ablehnung in die Zukunft reichender Verpflichtungen darstellt.

Die Therapiewirkungen insgesamt erweisen sich als differenziert. Dass dies erwartbar ist, hatten wir eingangs damit begründet, dass sich insbesondere hinter der Therapiedauer Wirkungen verbergen, die möglicherweise nichtlinear und auch in entgegengesetzte Richtungen wirken können. Betrachten wir zunächst die Therapiedauer, dann können wir einen zweiten Effekt (neben dem auf die hedonistische Orientierung) auf die riskante Gegenwartsorientierung beobachten. Wir hatten bereits gesehen, dass diese unter den Zeitperspektiven auch von der hedonistischen Orientierung beeinflusst wird. Damit können wir also auch zusätzlich einen indirekten Effekt der Therapiedauer konstatieren. Des Weiteren zeigt sich nun, dass auch die Zahl der Entwöhnungsbehandlungen als Variable für die weiter zurückliegenden Behandlungserfahrungen die gleichen Verstärkungen auf hedonistisch und riskant bewirkt. Darüber hinaus, und hier unterscheiden sich diese beiden Variablen zur Therapiewirkung insgesamt, schwächt die Zahl der Entwöhnungsbehandlungen deutlich zwei andere Zeitperspektiven ab, an die sich positive Erwartungen knüpfen: die positive Vergangenheitsorientierung und die Zukunftsorientierung. Damit kann man sagen, dass die nun nicht mehr beeinflussbare Behandlungserfahrung vor der Langzeittherapie nachhaltige negative Auswirkungen auf die Zeitperspektiven aufweist. Die positiven Perspektiven werden abgeschwächt, die ambivalente Perspektive und die riskante werden verstärkt. Schließlich kommt hinzu, dass der Grad der Reglementierung der Zeitverwendung die negative Vergangenheitsorientierung verstärkt (die wiederum den Fatalismus erhöht).

Zudem kommt hinzu, dass nachhaltige psychische Erkrankung (Persönlichkeitsstörung) ebenfalls die zentralen positiven Variablen (positive Vergangenheitsorientierung und Zukunftsorientierung) deutlich schwächt.

Schließlich kann auch die Abhängigkeitsdauer nicht mehr beeinflusst werden. Im Modell schwächt sie die Zukunftsorientierung von CMA.

Von den Personenvariablen hat nur der Bildungsabschluss einen positiven moderaten Effekt auf die Zukunftsorientierung. Das Lebensalter weist keine Wirkungen auf.

Folgendes wollen wir zusammenfassen:

1. Die Frage, inwiefern sich die Messinstrumente zum Zeitbewusstsein auf CMA anwenden lassen, ist noch offen.

2. Der Vergleich von durchschnittlichen Ausprägungen verschiedener Dimensionen des Zeitbewusstseins mit anderen Stichproben zeigt eine Reihe von Besonderheiten des Zeitbewusstseins von CMA. Dazu zählen insbesondere zyklische Zeit-Ereignis-Wahrnehmung, rigide Zielgerichtetheit, negative Vergangenheitsorientierung, riskante Gegenwartsorientierung und ausgeprägte Zukunftsorientierung. Inwieweit dies durch die Langzeittherapie beeinflusst ist, kann nur unter Vorbehalt beurteilt werden.

3. Die Langzeittherapie verändert das Zeitbewusstsein nicht generell. Es lassen sich eher punktuelle Wirkungen feststellen, die nicht nur wünschenswert sind, sondern auch Internalisierungen des Lebensalltags unter Therapiebedingungen widerspiegeln, wie zum Beispiel rigide Zielorientierung und riskante Gegenwartsorientierung. Darüber hinaus lassen sich auch Effekte der Anzahl weiter zurückliegender therapeutischer Behandlungserfahrungen feststellen.

4. Die Ergebnisse des Vergleichs der Häufigkeitsverteilungen zwischen CMA und anderen Gruppen einerseits und jene zu den Wirkungsmechanismen andererseits legen die Vermutung nahe, dass die Dimensionen des Zeitbewusstseins in nicht unbeträchtlichem Ausmaß vermutlich zur Grundpersönlichkeit gehören und sich nach der Primärsozialisation nur partiell verändern. Dies bedarf allerdings weiterer Untersuchungen, um zum Beispiel herauszufinden, weshalb die Zukunftsorientierung von CMA derart positiv ist, aber nicht durch die Therapiedauer beeinflusst wird, sondern nur durch das Niveau der formalen Schulbildung.

5. Einen Hinweis auf die Stabilität beziehungsweise Reserven der Wiederbelebung (durch Therapie) von Orientierungen im Zeitbewusstsein geben einige Personenvariablen. Neben der formalen Bildung, welche in dem Modell zu allen drei Messinstrumenten eine Rolle spielt, weisen auch Alter, Abhängigkeitsdauer und der Grad psychischer Folgeschädigungen einen gewissen Einfluss auf die Veränderlichkeit des Zeitbewusstseins auf.

Drei Arten von Therapiewirkungen auf die Veränderung des Zeitbewusstseins lassen sich unterscheiden: direkte Therapieeffekte der Förderung von Lebensfreude und Fähigkeiten zur zeitlichen Strukturierung von Handlungsabläufen, die Wirkung von Eigenpotentialen zur Veränderung der Zeitbewusstseins, die durch Therapie geweckt werden und Gewöhnungseffekte an externe Zeitvorgaben der Tages- und Wochengestaltung.

2.3 SCHLUSSFOLGERUNGEN AUS DEN THERAPIEEFFEKTEN FÜR DIE RÜCKFALLPRÄVENTIVE ABSTINENZSICHERUNG

Insgesamt können wir die Ergebnisse einschlägiger Forschungen zur Veränderung kognitiver Fähigkeiten durch Therapie bestätigen. Generell lässt sich sagen, dass die Beeinflussungsmöglichkeiten relativ gering sind und kaum direkt hervorgerufen werden können. So ergeben sich manche Effekte aus komplexen Zusammenwirkungen der Therapie gleichsam als Nebeneffekte zum Beispiel aus dem Leben der Familiengruppen einerseits oder Erfolgen in der Werktherapie andererseits. Kognitive Fähigkeiten werden in einem nicht unbeträchtlichen Ausmaß durch Veränderungen des Selbstbildes im Sinne von Selbstbewusstsein und wahrgenommener Selbstwirksamkeit beeinflusst. Solche Prozesse lassen sich nur sehr bedingt direkt hervorrufen. Sie hängen des Weiteren von bei Therapiebeginn (noch) vorhandenen kognitiven Potentialen ab. Je weiter also der CMA-Status kognitiven Abbau bewirkt hat, desto geringer sind die zu erwartenden therapeutischen Effekte auf die kognitiven Fähigkeiten. Zudem ergaben sich Anzeichen dafür, dass auch Grundressourcen, wie das formale Niveau der Schulbildung den Effekt von Therapie erhöhen können.

Was bedeutet dieses Ergebnis im Hinblick auf unsere im 1. Kapitel dargelegte Ausgangsposition? Dort hatten wir gestützt auf einschlägige Forschungen zur Rückfallprävention von Abhängigkeitskranken festgestellt, dass die soziale Integration von entscheidender Bedeutung ist. Eine Schlüsselstellung gebührt dabei den persönlichen Beziehungen (in ihrer Gesamtheit als persönliches Netzwerk oder soziales Kapital bezeichnet). Es zeigt sich jedoch zugleich, dass von den persönlichen Beziehungen eine ambivalente Wirkung auf die Abstinenzsicherung beziehungsweise Abstinenzmotivation ausgeht. Übereinstimmend wird in Forschungen zur Rückfallprävention festgestellt, dass die bestmögliche Abstinenzsicherung durch Einbettung in ein abstinentes persönliches Netzwerk gegeben wäre. Dass dies weitestgehend in der Alltagsrealität eine nicht erfüllbare Forderung ist, liegt auf der Hand. Ein weiterer Effekt aus den persönlichen Beziehungen besteht in einer abstinenzspezifischen Unterstützung. Solche Unterstützung bei Nichtabstinenz der Unterstützenden basiert auf einer „Zweiklassenakzeptanz". Im engeren Netzwerk agieren dann Personen, die zu bestimmten Gelegenheiten wie zum Beispiel Feierlichkeiten Alkohol trinken, und zumindest eine andere Person, der dies verwehrt ist. Die Unterstützung liegt nun darin, dass nicht Mitleid oder Aufforderung zum Trinken von den anderen Personen ausgeht, sondern Ermunterung der Abstinenz. Diese in sich widersprüchliche Situation zu verarbeiten, birgt ein hohes Rückfallrisiko. Dadurch wird die zweite Komponente bedeutsam, also die kognitiven Fähigkeiten zur Verarbeitung Abstinenz sichernder Anreize aus den persönlichen Beziehungen. Forschungsergebnisse zu zwei Bereichen solcher kognitiver Fähigkeiten haben wir in diesem Kapitel vorgestellt. Der Aufbau von Vertrauen und die Interpretation von Reaktionen anderer Personen ist eine bedeutsame Fähigkeit zur Stabilisierung von Kontakten und der Verarbeitung zur Unterstützung eigener Ziele. Es wird in der abstrakt beschriebenen Situation also verlangt, dass der therapierte CMA in einer Situation des Alkoholtrinkens von Personen, mit denen er in einer engen Beziehung steht, eine Trennung vornimmt, eine Trennung zwischen den alkoholtrinkenden Personen und ihren Ermunterungen für ihn, es nicht zu tun. Das setzt ein Grundvertrauen in die Ehrlichkeit dieser Personen voraus sowie eine darauf aufbauende Umformung in ein positives Gefühl, wenn den verbalen Äußerungen gefolgt wird. Dass dies eine Gratwanderung ist, muss eigentlich nicht explizit betont werden. Diese Fähigkeit ist Teil der Attributionsstils eines Menschen. Dies wiederum steht mit der Fähigkeit in Beziehung, sich eigene Ziele zu stellen, Handlungsabläufe zu strukturieren und zu koordinieren sowie dies als eine innere Belohnungsquelle zu aktivieren. Wir hatten gesehen, dass der Verlust dieser Fähigkeit, Tagesabläufe und längere Handlungsstränge zu planen und auszuführen, für Abhängigkeitskranke und insbesondere CMA charakteristisch ist. Die partielle Wiedererlangung eines handlungswirksamen Zeitbewusstseins hat ebenfalls Konsequenzen auf das positive Selbsterleben und die Deutung von Abstinenzsichernden Anreizen aus den persönlichen Beziehungen. Daraus ergibt sich nun folgende Relation, die wir als Annahme formulieren:

- Wenn ein CMA nach erfolgter Soziotherapie in einem nichtabstinenten persönlichen Netzwerk lebt,

- dann sind seine kognitiven Fähigkeiten zur eigenständigen Verarbeitung von beliebigen (neutralen) sozialen Anreizen entscheidend für die Stabilität der Abstinenz.

- dann sind seine kognitiven Fähigkeiten zur eigenständigen Umlenkung von beliebigen Abstinenz gefährdenden sozialen Anreizen in Bestätigungen der Abstinenz entscheidend für die Stabilität der Abstinenz.

Beide Konsequenzen verlangen von den CMA ein Höchstmaß an Selbstkontrolle und die Erschließung innerer Belohnungsquellen. Nach allem, was die gegenwärtige Forschung und unsere eigenen Untersuchungen an Ergebnissen aufweisen, können dies therapierte CMA nicht leisten.

Im nächsten Schritt wollen wir Varianten annehmen, die graduelle Differenzen in den Ausgangsbedingungen aufweisen und teilweise auch Abstinenz unterstützende Anreize bieten.

- Je geringer die direkte abstinenzspezifische Unterstützung und die Abstinenzneigung des persönlichen Netzwerkes ist, desto wirksamer müssen die kognitiven Fähigkeiten zur Erkennung und Verarbeitung auftretender Anreize sein, welche die Abstinenz fördern.

Daraus ergibt sich, dass das Ausmaß der expliziten Abstinenzunterstützung im direkten umgekehrten Zusammenhang mit den kognitiven Fähigkeiten zur Selbstkontrolle steht. Jede geringere direkte Unterstützung der Abstinenz erfordert höhere kognitive Fähigkeiten der Selbstkontrolle, so wie jede höhere direkte Unterstützung der Abstinenz mit einer geringeren kognitiven Fähigkeit zur Selbstkontrolle auskommt. Setzt man dies mit unseren Untersuchungsergebnissen in Beziehung, dann ergibt sich eine eindeutige Forderung für die Rückfallprävention:

Rückfallprävention heißt für CMA in erster Linie externe Sicherung der Abstinenz in einem abstinenten persönlichen Netzwerk. Dadurch ergeben sich neben der entstehenden informellen Sozialkontrolle auch soziale Anreize für die selbstbestimmte Abstinenz, indem die Beteiligung an Sozialkontrolle nicht lediglich aus der Befürchtung entsteht, bei einem Rückfall entdeckt zu werden, sondern auch eine eigene Motivation zur Abstinenz voraussetzt. Hohe soziale Anreize zur Ausführung eines bestimmten, anerkannten Verhaltens ergeben sich aus der Dynamik des Lebens in Kleingruppen, welche eine hohe Beziehungsdichte aufweisen[63].

In Abbildung 2.8 kommen wir auf den eingangs ausgeführten Zusammenhang unter Einbeziehung der im 2. Kapitel dargestellten Untersuchungsergebnisse zurück. Demzufolge ist also der Stellenwert der kognitiven Fähigkeiten zur Abstinenzerhaltung reduziert dargestellt. Im unmittelbaren Anschluss an die erfolgte Langzeittherapie kommt im Rahmen der Rückfallprävention der Einbettung in abstinente persönliche Beziehungen die entscheidende Bedeutung zu.

---

[63] Zu theoretischen Grundlagen zum Zusammenhang zwischen Gruppengröße und sozialen Anreizen sei auf Olson (1968) verwiesen.

Abb. 2.8 Externe Unterstützung der Abstinenz als entscheidende Rückfallprävention

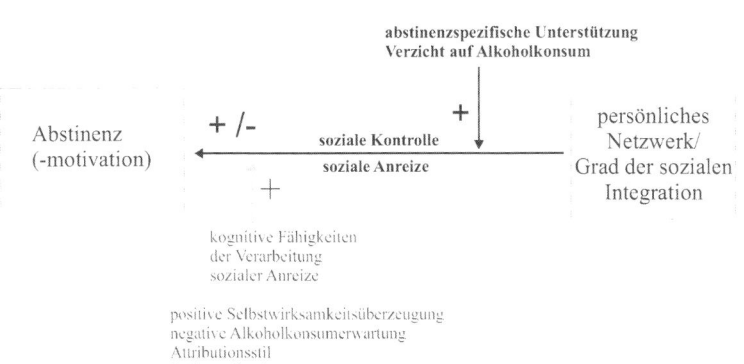

Kapitel 3

Die Außenwohngruppe –
Erstes Mittel der Wahl für Rückfall-
prävention bei CMA

Vorbemerkung

Frau Sarah Jahn wurde vom Vorstand des VRA e.V. gebeten, im Kontext einer Projektarbeit ein Sozialportrait der Außenwohngruppen (zur Zeit 22 Plätze) zu erstellen.

Frau Jahn hatte keine Vorerfahrung in der Suchtkrankenhilfe und insbesondere nicht mit CMA, die bekanntermaßen durch zum Beispiel auffällige Antriebsarmut, mangelndes Selbstwertgefühl kompensiert durch Imponiergehabe, Persönlichkeitsveränderung mit deutlicher Überschätzung ihrer physischen und psychischen Leistungsfähigkeit (häufig wird von den Betroffenen auch eine Erwerbsfähigkeit phantasiert) imponieren. Vorrangig aus der inhaltlichen Unvoreingenommenheit folgt eine hohe Authentizität nachfolgenden Sozialportraits.

3.1 SOZIALPORTRÄT AUßENWOHNGRUPPE HAUS WACHAU

(Sarah Jahn)

Bei der Erstellung des Sozialportraits der Außenwohngruppe (AWG) des Vereins zur sozialen Rehabilitation von Abhängigkeitskranken e.V. (VRA) in Wachau bei Leipzig stand die Frage nach der Integration in den Ort im Vordergrund.

Neben Recherchen vor Ort und der teilnehmenden Beobachtung in der Gruppe selbst waren leitfadengestützte Interviews das methodische Element. Diese sollten als Experteninterviews geführt werden. Ziel war es, ein möglichst breites Spektrum an Meinungsgruppen abzudecken. Während die interne Perspektive durch Befragungen der Betreuer und Klienten erfasst wurde, galt es vor allem, die externe Sicht zu erheben. Diesbezüglich wurden Anwohner des Ortes, aber auch repräsentative Personen im Sinne von Amtsträgern interviewt. Eine weitere Gruppe bestand aus Personen, welche eine Mesoperspektive vermitteln konnten, indem sie aus unterschiedlichen Gründen Kontakte zur AWG und ihren Klienten haben, zugleich aber auch im Ort ansässig sind (beruflich oder / und privat).

Im Folgenden werden der Verlauf der Studie sowie ein grober Überblick des Meinungsspektrums wiedergegeben. Anschließend werden die Meinungen und eigenen Beobachtungen hinsichtlich der Ausgangfrage systematisiert.

3.1.1 Ausgangspunkt

Vor Beginn der Studie wurde ein Treffen mit den Betreuern der AWG und einigen Vertretern des Vereins arrangiert, um einen ersten Einblick in die Strukturen des Ortes und der AWG zu geben.

Das Gespräch ergab inhaltlich, dass die AWG nach Meinung der Betreuer im Ort zwar wahrgenommen wird, jedoch die Klienten selbst kaum Kontakte aufnehmen würden. Auch konnte wenig über soziale und kulturelle Aktivitäten des Ortes berichtet werden (Existenz von Stammtischen, Festen, Vereinen etc.). Die Ausführungen über die Klienten ergaben, dass es in der Gruppe selbst exponierte Personen gibt, die sich durch Auftreten und Funktion von den übrigen Mitgliedern abgrenzen.

Vorüberlegungen
Basierend auf den Informationen und Absprachen des Treffens, haben sich folgende Überlegungen zum Vorgehen ergeben: Es wird mit den der AWG bereits bekannten Personen (F) vor Ort begonnen Interviews zu führen. So sollen erste eigene Kontakte vor Ort geknüpft werden. Zudem kann durch Nachfragen per Schneeballsystem nach der AWG unbekannten Personen (U) gefragt werden, welche potentielle Interviewpartner wären. Parallel dazu werden Recherchen die Amtsträger (E) betreffend gestartet.

Aufgrund der ersten Interviews und Hintergrundinformationen, die sich aus Gesprächen mit den Betreuern sowie eigenen Beobachtungen ergaben,[64] wird der Begriff der Integration für die Studie auf folgende Dimensionen festgelegt:

1. die Integration der AWG im Ort, verstanden als das übergeordnete Ganze

2. das Wahrnehmen der Klienten im Ort

3. das Bestreben der Integration vor Ort seitens der Klienten (selbstreflektiv)

---

[64] Dabei ist zum einen die „Resignation" der Klienten untereinander, was die einzelnen Schicksale wie Krankheit und Tod betrifft, gemeint. Zum anderen bezieht sich dies auf mangelnde Sozialität, indem in der Gruppe selbst Zweckbeziehungen vorherrschend sind (beispielsweise zusammen einkaufen).

4. die Integration der Klienten in die AWG selbst, also die Eingliederung in die soziale Gruppe

5. die Beurteilung der Punkte 3 und 4 seitens der Betreuer

Zudem ergaben die ersten Besuche, dass es für den Aufbau von Kontakten und das Herstellen von Vertrauen zu den Klienten wie auch Betreuern nützlich ist, einmal pro Woche einen Tag lang anwesend zu sein. Darüber hinaus wurde versucht, über die Mittagszeit in der AWG zu sein, um am Essen teilzunehmen. Das Mittagessen ist die Zeit, in der alle Klienten anwesend sind. Hinzu kommt, dass in den meisten Fällen das Essen in den einzelnen Familiengruppen gemeinsam eingenommen wird. Aufgrund dessen konnte zu den Klienten in entspannter Atmosphäre Kontakt aufgenommen werden.

Für die Auswahl der zu interviewenden Klienten wurden folgende Kriterien festgelegt:

1. Alle drei Klienten sind Teil einer Familiengruppe.

2. Alle drei Klienten weisen eine unterschiedliche Verweildauer innerhalb der AWG auf.

Der letzte Punkt die Vorüberlegungen betreffend bezieht sich auf die Absprache, dass die Betreuer bei der Vermittlung von Interviewpartnern behilflich sind. Die ersten Interviews haben ergeben, dass weitestgehend Unklarheit bezüglich des Zwecks der Studie herrscht. Auch schien es, als würden die Fragen eher verhalten beantwortet werden. Daraus ergab sich die Entscheidung, künftige Interviewpartner selbstständig zu kontaktieren, so dass möglichen Fragen und Barrieren gleich zu Anfang entgegengewirkt werden konnte. Dies erwies sich für die inhaltliche Qualität der Interviews als sehr fruchtbar.

3.1.2 Bestand der Feldforschung

Der empirische Teil der Studie ergibt sich aus elf aktiven Feldtagen. Der Zeitraum erstreckt sich dabei vom 1. August bis zum 23. Oktober 2008. Insgesamt wurden 16 Interviews geführt.[65] Diese wurden fünf Gruppen zugeteilt, welche sich aus den Vorgaben und den Vorüberlegungen, die in Kapitel eins und zwei genannt wurden, ergeben.

---

[65] Es ist anzumerken, dass das erste Interview mit der Leiterin des Ermittlungsdienstes (Hauptkommissarin) aus technischen Gründen nicht aufgenommen werden konnte. Es wurde zu einem späteren Zeitpunkt wiederholt. Der erste Versuch wird nicht mitgezählt, geht jedoch anhand eines Gesprächsprotokolls in die Auswertung ein.

Tabelle 3.1 Übersicht der Gruppen, geordnet nach Anzahl und Personen ggf. mit Funktionsbezeichnung[66]

Betreuer (B)	Kliente n (K)	Bürger (U)	Bekannte (F)	Experten (E)
x	x	x	Kindergartenleiterin	Vorsitzender des Ortschaftsrates
x	x	x	Konsumverkäuferin	Begleitperson
x	x	x	Hausmeister LAG	Gemeindepädagogin
			Recyclinghof	Hauptkommissarin

Neben den Interviews ist die teilnehmende Beobachtung vor Ort und in der AWG als methodisches Instrument zu nennen.

Für die Dimensionen eins und zwei der Integration ist folgende Beobachtung als wichtig zu beurteilen:[67] Der Ort Wachau wird von den Bewohnern selbst nicht als homogen wahrgenommen. Dies sei laut der Bürger, Amtsträgern vor Ort und Bekannten keine Folge der Eingemeindung zur Stadt Markkleeberg, sondern resultiere aus den sozialen (und strukturellen) Veränderungen, die sich nach der Wende 1989/90 ergeben hätten. Der Ort habe wenig soziales und kulturelles Leben, der Altersdurchschnitt sei hoch, es gäbe eine Kluft zwischen Alteingesessenen und Zugezogenen, die sich nicht überwinden ließe. – Die Alteingesessenen würden die alte Dorfgemeinschaft vermissen und die Zugezogenen würden gerne aktiver im Ort leben, hätten jedoch aus beruflichen Gründen wenig Zeit dazu. Es fehle an einem Gemeinschaftsgefühl, es gäbe keine Dorfidentität. Dies lässt sich unter anderem in Äußerungen, wie „die da Unten" / „wir hier Unten" (Wohnhäuser unterhalb der Markkleeberger Straße) und „die da Oben" (LAG, AWG, Kindergarten, Recyclinghof) nachvollziehen. Neben dem kognitiven Nord-Süd-Gefälle gibt es zudem die Separierung in einzelne Straßenzüge. So hat es sich im Laufe der Zeit wohl zugetragen, dass zum Beispiel junge Familien in einem Straßenzug (Wiesenstraße) wohnen und ältere „Urwachauer" in einem anderen (Bauernhofstraße und an der Hohle).[68]

---

[66] Die Namen der Klienten, Betreuer und Bürger werden nicht genannt, da diese nicht individuell analysiert, sondern gruppenanalytisch betrachtet werden. Die Interviews der Amtsträger und Bekannten wiederum werden hinsichtlich ihrer Beziehung zur AWG und ihrer Funktion im Ort ausgewertet, so dass die funktionale Bezeichnung genannt wird.

[67] Diese ergab sich aus den Befragungen der Bürger sowie den im Ort ansässigen Amtsträgern und Bekannten der AWG.

[68] Vergleiche dazu Abb. 3.1.

Neben den emotionalen Schilderungen auf der kognitiven Ebene spielt auch die Struktur des Ortes eine Rolle. Eine Karte von Wachau soll dies verdeutlichen. In der Karte sind sowohl die Punkte markiert, welche den erhobenen Bewegungsradius der Klienten in Wachau darstellen,[69] aber auch der Umkreis, wo die Klienten der AWG weniger bekannt sind.[70]

Die nachstehende Abbildung zeigt deutlich eine „virtuelle Grenze" zwischen Bekanntheit und Unbekanntheit der AWG und / oder seiner Klienten.[71] Anhand der dargestellten Zweiteilung kann gemutmaßt werden, dass der Standort der AWG in dem Sinne glücklich gewählt ist, da er sich im alten Stadtkern befindet und wenig Verkehr sowie Anwohnerschaft vorhanden sind. Auch sind die Wege aus Wachau heraus günstig zu erreichen (Straßenführung, Bushaltestelle, Weg zum Einkaufszentrum Globus). Wenn jedoch eine stärkere Integration in den Ort das Ziel wäre, wäre der Standort unglücklich gewählt, da das meiste „Leben" in dem neuen Ortsteil stattfindet, die AWG also abseits ist.

Abb. 3.1 schematische Aufteilung von Wachau mit Bewegungsradius

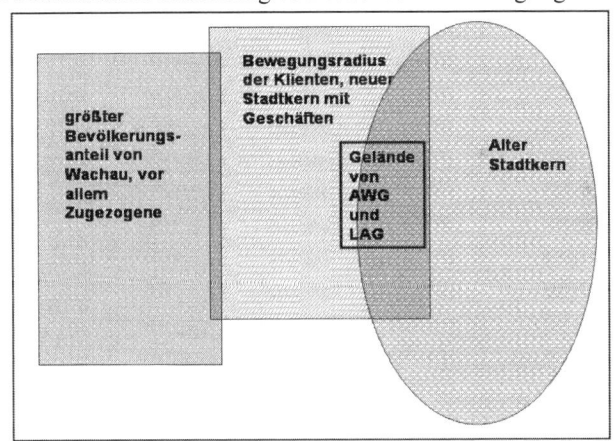

3.1.3 Überblick der Positionen aus den Interviews[72]

---

[69] Erhoben durch die geführten Interviews und Befragungen vor Ort.

[70] Anhand der Interviews sowie Verweigerungen dieser aus Gründen der Unbekanntheit der Klienten der AWG (niedrige Fallzahl und somit stark hypothetisch).

[71] Zu bemerken ist an dieser Stelle jedoch, dass Güldengossa bei dem erläuterten Thema jedem Befragten ein Begriff war.

[72] Die Darstellung der Positionen erfolgt anhand der in Tabelle 3.1 systematisierten Gruppen.

In diesem Abschnitt werden die erhobenen Positionen aus den Interviews deskriptiv dargestellt. Es wird auf eine allumfassende Darstellung des Interviewinhalts verzichtet, da das Thema der Integration im Vordergrund steht. Jedoch sei explizit betont, dass hier die subjektiven Meinungen der Interviewpartner ohne Wertung und Zensur wiedergegeben werden.

Die Interviewführung der einzelnen Gespräche ist nicht identisch. Der im Vornherein erstellte Leitfaden ist dem Gegenüber angepasst worden, indem auf die Position, Funktion und das Vorwissen über die AWG Rücksicht genommen wurde.

Betreuer (B): Arbeitserprobung
In dem Interview mit dem Betreuer der Arbeitserprobung wird vorrangig auf die Integration innerhalb der Gruppe während der Arbeit eingegangen. Diese wird als Mangel beurteilt, da nicht viel Zusammenarbeit und Hilfsbereitschaft untereinander erkennbar sei. Die mangelnde Kooperationsbereitschaft wird als größtes Problem dargestellt, wobei ergänzt wird, dass sich über einen längeren Zeitraum hinweg bei einer festen Gruppe Verbesserungen diesbezüglich erkennen ließen.

Über die Arbeit hinaus gingen nur wenige Klienten einer sinnvollen Beschäftigung nach. Viele würden ihre Zeit auf dem Zimmer und vor dem Fernseher verbringen. Die Klienten nähmen vorrangig die Angebote der Betreuer, was Freizeitgestaltung und Kontakte vor Ort betrifft, wahr, wobei es auch (wenige) Ausnahmen gäbe.

Bezüglich des Konzepts der AWG sieht der Betreuer die Arbeitserprobung als Herzstück der Therapie an. Als Manko nennt er die Abhängigkeit der AWG von anderen Vereinen und Projekten vor Ort, vor allem was die Arbeitserprobung betrifft.

Über die AWG hinaus kann sich der Betreuer eine erfolgreiche und nachhaltige Integration in die Gesellschaft für die Klienten nicht vorstellen.

Betreuer / Therapeut 1[73]
Bezüglich der Integration in den Ort beurteilt der Therapeut, dass die AWG mit ihrem Konzept in Wachau angekommen sei. Das heißt, dass die Eingliederung in bestimmte Strukturen, vornehmlich denen der Arbeit, gefruchtet habe. Über die Integration der AWG hinaus, also über die der Klienten im Ort, könne der Therapeut nicht viel sagen, da dies meist außerhalb der

---

[73] Die beiden in der AWG Vollzeit beschäftigten Therapeuten haben keine offizielle Aufgabenteilung. Trotzdem werden die beiden Interviews getrennt aufgeführt, da sie inhaltlich teilweise andere Schwerpunkte haben.

Dienstzeit passiere. Bekannt sei, dass ein paar Klienten lose Kontakte im Ort haben. Doch generell würden viele Erstkontakte nur über den Therapeuten entstehen. Dies sei jedoch mehr vom Charakter-, als vom Krankheitsbild abhängig; manche sind ruhiger und zurückgezogener, andere brauchen Aufmerksamkeit und sind offener. Die meisten Klienten würden sich jedoch auf die „Einkaufsmeile" (dem Weg zum Einkaufszentrum Globus), die AWG und ihre Familie beschränken. Generell werde wenig Interesse an den Aktivitäten im Ort gezeigt, was mit den Ängsten[74] der Klienten zu argumentieren sei, die dem Krankheitsbild entsprächen.

Im Unterschied zur Integration vor Ort wird die in die eigene Familie als Fortschritt und Unterschied zu den anderen Niederlassungen des VRA gesehen. Das heißt, dass sich die Kontakte zu Kindern, Geschwistern und Eltern gebessert haben und als konstant zu beurteilen seien. Ein möglicher Grund dafür sei, dass die Therapieform von den Familienangehörigen als Erfolg, Besserung und Fortschritt angesehen werde, so die Einschätzung des Therapeuten.

Anders wird die Integration in die AWG, welche aus vier „Familiengruppen" bestehen, selbst eingeschätzt. Nach Einschätzung des Therapeuten ist keine Gruppe voll integriert, vielmehr sind zweckmäßige Paarbeziehungen vorherrschend. Es gäbe kaum gemeinsame Unternehmungen sowie individuelle Ansätze der Freizeitgestaltung.

Ein Fortschritt wird darin gesehen, dass die Klienten bei Problemen Hilfe beim Betreuer suchen oder sich zurückziehen. Das ist nicht dass Optimum, welches in aktiver Konfliktlösung bestünde, jedoch ein Vorteil gegenüber den vorherrschenden Strategien, welche in Alkohol und Prügeln bestehen. Das mündet auch in die Frage, ob dies wirklich als gelernt im Sinne eines „Für-gut-Befindens" oder als Zwang, aus den Regeln der AWG resultierend, angesehen werden kann.

Letztgenanntes ist Teil eines möglichen Mankos des Konzeptes. Durch das Sicherheitsnetz der Betreuung im Hintergrund und den weitestgehenden Freiheiten, im Gegensatz zu den anderen Häusern des VRA, könnte der Klient dazu geneigt sein, die Einrichtung nicht mehr verlassen zu wollen. Es ist also die Frage zu stellen, was das Ziel der AWG ist: bestmögliche Lebensverhältnisse bis ans Lebensende, wenn der Klient das wünscht, oder aktives Aufzeigen von Möglichkeiten, wie es weiter gehen könnte, was eine Einzelfallentscheidung wäre, da die wenigsten Klienten physisch und psy-

---

[74] Genannt werden vor allem Kontaktangst (wegen der Krankheit und offensichtlichen körperlichen Defiziten), unaufgearbeitete Situationen aus der Vergangenheit sowie der schlechte Umgang mit Lob und Kritik.

chisch dazu in der Lage wären. Eine mögliche weitere Stufe bestünde eventuell in dem Konzept des betreuten Wohnens im Sinne eines „kirchturmnahen Umfelds", so der Therapeut.[75]

Das bezieht die Frage nach dem theoretischen Ziel des abstinenten Netzwerks mit ein und inwiefern dies von den Klienten in die Praxis umgesetzt werden kann. Nach der Einschätzung des Therapeuten ist dieses Ziel utopisch, da Alkoholabhängigkeitskranke eine „Spürnase" für Gleichgesinnte haben und in den meisten Fällen gerade durch diesen Aspekt in ein dem früheren Umfeld ähnliches gelangen, auch wenn die meisten nicht in ihre alte Heimat zurück wollen und / oder gehen.

Hinsichtlich der Beurteilung der Fortschritte der Abstinenz im Zusammenhang mit dem Therapiekonzept und der Dauer der Mitgliedschaft wird die Meinung vertreten, dass je länger die Abstinenz anhält, die Chance umso größer sei, trocken zu bleiben. Diese Korrelation sei bei CMA jedoch aus Gründen des Krankheitsbildes komplizierter. Generell fördere die Therapie die Abstinenz mit allen Vor- und Nachteilen. Inwiefern dies jedoch nach der Entlassung anhält, sei noch unzureichend erforscht. Innerhalb der AWG seien andere Gründe des „Trocken-Bleibens" zu nennen: die gute Beziehung zur Familie wahren, das Gesicht vor den anderen Klienten nicht verlieren sowie den momentanen Lebensstatus beibehalten.

Zusammenfassend kann hinsichtlich der Integrationsfrage gesagt werden, dass der Therapeut stets Hilfestellungen anbieten und Wege ebnen kann, der Wunsch und die Initiative jedoch vom Klienten selbst kommen müssen, was nach den Erfahrungen bei den meisten Klienten unrealistisch sei, da das Vermögen der Selbstmotivation fehle.

Betreuer / Therapeut 2
Dem Krankheitsbild der CMA entsprechend sei eine Antriebsarmut in jeglicher Hinsicht zu berücksichtigen. Dies äußere sich sowohl in der Integration vor Ort als auch in der AWG selbst.

Im Ort seien Kontakte zu einzelnen Nachbarn und zu Personen zu beobachten, die entweder bestimmte Interessen befriedigen (Blumenladen) oder Teil bestimmter alltäglicher Besorgungen sind (Konsum). Dabei stünden kurze Gespräche im Vordergrund. Der Erstkontakt sei jedoch meist durch die Therapeuten hergestellt worden, selbst werden kaum Kontakte geknüpft. Erstaunlich sei, dass die Selbsthilfegruppen wenig genutzt werden, was sich anbieten würde, um neue Leute kennen zu lernen, welche zusätzlich die Vorgeschichte verstehen und einordnen können. Es wird generell ange-

---

[75] Gemeint ist damit, dass die Wohnungen in der Nähe der AWG sind, so dass die Sicherheits- und Kontrollfunktionen gemindert, aber nicht weggebrochen wären.

merkt, dass Kontakte zu anderen Alkoholkranken außerhalb der AWG gemieden werden.

Der Großteil des Kontakts bestehe zu Familieangehörigen, vor allem zu
Kindern und Geschwistern. Andere Anknüpfungspunkte werden sehr selten
gesucht. Manchmal äußern die Klienten den Wunsch, dass es eine Zwischenstufe zum Alleinwohnen und der AWG geben solle, da Ängste vor-
herrschen, die den nächsten Schritt verbauen (Langeweile, vor allem aber
auch Angst vor Geld- und Arbeitsmangel). Das Sicherheitsnetz der AWG
würden die Klienten sehr schätzen.

Hinsichtlich der Integration in der AWG werden keine besonderen Auffäl-
ligkeiten genannt. Zum überwiegenden Teil seien normale Gruppenprozesse
zu beobachten. Wenn über die Arbeit hinaus Beziehungen entstehen, sind
diese meistens zweckgebunden und ergeben sich aus den einzelnen Arbeits-
teams, die von den Therapeuten gebildet wurden. Auch sieht das Konzept
der AWG vor, dass die Klienten in die täglich anfallende Arbeit seitens der
Therapeuten mit einbezogen werden, was ein erheblicher Unterschied zu
den anderen Häusern ist. Das Prinzip „Hilfe zur Selbsthilfe" werde prakti-
ziert. Das heißt, die Betreuer leiten, wenn notwendig, an und initiieren,
nehmen aber keine Arbeit ab.

Selbiges gilt für die Arbeitstherapie, in der die Klienten als normale Arbeiter behandelt werden und je nach Gruppe Aufträge mal mehr, mal weniger
selbstständig erledigen. Dies scheint in dem Sinne gut zu klappen, als dass
es nie große Probleme und Beschwerden seitens der Arbeitgeber gäbe. Die
Anerkennung des Geleisteten zeige sich unter anderem in kleinen Aufmerk-
samkeiten zu Weihnachten.

Neben der Arbeitstherapie und der stärkeren Beteiligung bei anfallenden
Arbeiten (Putzen, Kochen, Reparieren etc.) in der AWG stehen die größeren
Freiräume im Vordergrund. Diesbezüglich ist positiv hervorzuheben, dass
widererwartend weniger „Saufdruck" bei den Klienten bestehe als anfangs
angenommen. Dies stehe im Gegensatz zu den Erfahrungen aus den
Stammhäusern. Aber auch hier ist die Antriebsarmut zu merken, da die
Freiheiten nicht initiativ genutzt werden. Die Klienten beschränken sich im
Wesentlichen auf die Angebote der Therapeuten und kommen selten selbst
auf die Idee, etwas zu initiieren oder bereits Angebotenes selbstständig wei-
terzuverfolgen (Tischtennis, Volleyball, Spaziergehen). Wobei an dieser
Stelle gesagt werden muss, dass es Ausnahmen gäbe, besonders wenn spezielle Interessen bestehen (Konzerte oder Busreisen).

Bezüglich der Abstinenz müsse gesagt werden, dass je länger die Abstinenz
dauere, desto größer auch das Risiko sei zu vergessen, dass eine Alkohol-
krankheit besteht. Jedoch ist dies bisher sehr selten in der AWG vorge-

kommen, was verschiedene Ursachen haben könne. Zum einen werden die Freiheiten und die soziale Anerkennung durch die Arbeit als großes Gut angesehen. Zum anderen würde ein Rezidiv die Rückverlegung in eines der Stammhäuser bedeuten, was mit „Gesichtsverlust" gleichgesetzt wird. Den Klienten sei das Ansehen, zur AWG zu gehören, sehr wichtig und sie identifizieren sich mit dem Konzept. Das äußere sich unter anderem darin, dass zum Beispiel gesagt werde, „der hat die AWG beschmutzt", wenn jemand rückfällig geworden ist. Auf der anderen Seite erinnert ein solcher Vorfall die Klienten daran, warum sie in der AWG sind und was für Regeln herrschen. Denn, so der Therapeut, ohne Druck im Hintergrund (Kontrollen und Erinnerungen) würde das Konzept nicht funktionieren. Auch gehöre das Alkoholrezidiv zum Krankheitsbild und müsse als solches akzeptiert werden. Neben dem Konzept als Indikator für eine Alkoholabstinenz ist die Länge oder Dauer als Faktor für die Stabilität weniger beurteilbar, da einige Klienten nach zwei Jahren in den Stammhäusern in die AWG kommen, andere wiederum erst nach zehn Jahren.

Generell gäbe es keine gravierenden typischen Probleme in der AWG. Es müsse mitunter darauf geachtet werden, dass die Grenzen zwischen Therapeuten und Klienten gewahrt werden und eine Distanz bestehen bleibt, auch wenn einige Klienten bereits seit 2001 in der AWG sind und das quantitative Betreuungsverhältnis intimer ist, als in den Stammhäusern.

Klient (K) 1
Klient Nummer eins ist seit 3,5 Jahren in dem VRA und seit Anfang Januar 2008 in der AWG Wachau. Er arbeitet allein als Putzmann in einem Objekt in Störmthal. In seiner Familiengruppe der AWG ist er für den Müll und das Frühstück verantwortlich. Seine Hobbys sind Musikhören und Fernsehen (Fußball und Filme), Zeitungslesen sowie (krankheitsbedingt) Radfahren. Zudem habe er wohl noch eine starke Bindung an die Niederlassung in Güldengossa, da er nach eigener Aussage einmal im Monat hinfährt, um seine ehemalige Gruppe sowie die früheren Therapeuten und Betreuer zu besuchen.

Seine freie Zeit verbringe er entweder allein auf seinem Zimmer oder auf dem Rad. In Wachau bewege er sich nicht viel und habe auch kein Interesse am Ort und seinen Angeboten.

Er schätzt in der AWG, im Gegensatz zu Güldengossa, die freie Zeit und betont, dass er schon immer hierin wollte. Trotz des Mehrangebots an Freizeit nutze er jedoch dieses nicht, weder die Angebote der Therapeuten (wegen Krankheit und Brille) noch die Angebote der Klienten.

Die Umstellung von Güldengossa nach Wachau sei ihm nicht schwer gefallen, einzig die Gewöhnung an die neuen Gruppenmitglieder sei für ihn anfangs schwierig gewesen. Er sei lieber für sich allein und habe auch kein Mitgefühl, wenn es um anderer Klienten geht. Ihm ist es sehr wichtig zu betonen, dass er fleißig ist und dafür gelobt werde (Therapeuten und Arzt).

Bezüglich des Alkohols hebt er mehr als einmal hervor, dass er heute keinen Alkohol und Kaffee sowie keine Zigaretten mehr brauche, sondern nur noch Tee trinke. Er denke überhaupt nicht mehr an Alkohol und schaue beim Einkaufen immer auf die Verpackung, ob kein Alkohol enthalten ist. Es gehe ihm sehr gut und er fühle sich topfit, so dass er Unbekannten auch nichts mehr von seinem Hintergrund erzählt. Das Thema Alkohol und die Vergangenheit werde auch nicht innerhalb der Gruppe angesprochen.

Mit der AWG hat er prinzipiell keine Probleme. Das einzig Negative sei, dass er den Wunsch habe, alleine zu wohnen. Jedoch waren seine Mutter und der damalige Therapeut in Güldengossa gegen diesen Schritt, da es ihn überfordere. Er selbst kann diese Sorgen nicht verstehen und ärgert sich darüber. Entgegen seines Wunsches argumentiert er jedoch, dass er nicht alleine wohnen könne, da er seine Mutter, die sehr alt sei, am Wochenende unterstützen müsse und somit keine Zeit für eine eigene Wohnung habe.

Der Wunsch neben dem Alleinleben wäre, jemanden kennenzulernen. Das habe sich aber bisher nicht ergeben. Allgemein sagt er jedoch, dass er sich in der AWG wohlfühlt.

Klient (K) 2
Klient 2 ist seit 14 Jahren in therapeutischen Einrichtungen und nach eigener Angabe von Anfang an auch unter der Aufsicht von Herrn Leonhardt. Er hat beide Stammhäuser durchlaufen und ist seit Beginn des Projekts (2001) in Wachau. Seine eigentliche Aufgabe in der AWG ist das Mittagessen, das er selbst plant, einkauft und zubereitet. Diese Aufgabe beschreibt er als große Freude, vor allem weil er dafür von Therapeuten wie Klienten Anerkennung bekommt. Neben seiner Arbeit spielt er normalerweise Volleyball, geht Schwimmen sowie Bowlen und schnitzt Holzbilder. Außerdem liebt er das Segeln. Die genannten Hobbys sowie die Arbeit kann er derzeit nicht ausüben, da er schwer erkrankt ist und sich in Therapie befindet. Er geht aber davon aus, dass dies nur vorübergehend sei.

Auch wenn er immer wieder betont, dass er ein Einzelgänger ist und dazu neigt sich abzuschotten, berichtet er von Kontakten zu ehemaligen Familienmitgliedern (vor allem seine Geschwister), Bekannten, guten Beziehungen zu Klienten und Therapeuten sowie zu Kontakten im Ort.

Auch wenn er keine konkreten Unternehmungen und Aktivitäten im Ort hat, schätzt er sich als bekannt ein, da er über lose Bekanntschaften durch regelmäßiges Einkaufen bei Globus, die ehemalige Arbeit in der Pension nebenan und zu dem ehemaligen Kaffeekränzchen seiner verstorbenen Frau verfügt.

Die Bekanntschaften innerhalb der AWG schätzt er als gut und freundschaftlich ein, da man als eine Gemeinschaft zusammenwohne. Auch tausche man sich untereinander über die eigene Geschichte aus, was ihm zufolge hilfreich sei.

Er habe keine Probleme mit dem Therapiekonzept der AWG. Im Gegenteil, er ist froh und stolz über das „zweite Leben" und darüber, dass er den Weg geschafft hat.

Auch wenn er bereits 14 Jahre trocken ist, komme die Verlockung des Alkohols immer wieder, jedoch nicht das Verlangen. In solchen Situation stellt er sich die Frage: „Willste leben oder sterben?". Man könne den Gedanken nicht wegschieben, da man täglich mit dem Thema konfrontiert werde. Er gehe offen mit dem Problem um und könne mittlerweile auch nüchtern ausgelassen sein.

Klient (K) 3
Klient 3 ist seit 2001 in Wachau und war vorher im Haus am Park. Er arbeitet halbtags in einem Objekt außerhalb Wachaus, spielt Volleyball und Bowling. Sein größtes Hobby ist das Puzzeln. Er geht aber auch gerne auf (überregionale) Stadtfeste, fährt am Wochenende in die Stadt Leipzig oder mit einem Reiseunternehmen in andere Städte. Bezüglich seiner Freizeit fühle er sich ausgefüllt und zufrieden. Manchmal wünscht er sich mehr Zeit für sich, ist sich aber wiederum nicht sicher, ob er damit zurecht käme.

An den Busreisen nehmen immer zwei bis vier Personen aus der AWG teil. Es sind immer dieselben und er organisiert die Ausflüge. Daneben besucht er regelmäßig seine Töchter, die in zwei verschiedenen Städten wohnen. Zu denen hat er wieder guten Kontakt. Er sagt, sie halten wieder zu ihm. – Was ihn sehr freut.

In Wachau selbst habe er keine Kontakte, da im nichts einfällt, wo er hingehen würde, was ihn interessiert. Auch brauche er keine Kontakte vor Ort, da er mit den Dingen, die er macht, ausgelastet und zufrieden sei. Einzig die aktive Suche nach einer Lebensgefährtin würde ihm einfallen. Doch davor habe er Angst und fühle sich unsicher, da es ihm schwer fällt, auf fremde Menschen zuzugehen. – Vielleicht nimmt er sich dies für das Neue Jahr vor, so der Klient. Auch würde er mit seiner älteren Tochter darüber sprechen wollen, da diese ihm eine gute Ratgeberin sei. Er sagt selbst, dass er mal raus und dies lernen muss, da er merkt, dass er keine Anknüpfungspunkte außerhalb der Themen in der AWG habe.

Als er nach Wachau kam, hatte er zunächst Probleme mit dem Mehr an Freiheit und war eher Mitläufer. Auch hatte er gegenüber manchen Klienten Bedenken, da er diese schon vom Haus am Park kannte. Nach einiger Zeit habe sich beides gelegt und er war positiv überrascht. Er sagt, dass er mit den Leuten gut klar komme und er vor allem das „Handreichen" gelernt habe. Das heißt, man fördere sich gegenseitig, da jeder in der AWG irgendein Problem habe, was der andere ausgleichen könne. Dies schweiße zusammen. Deshalb würde er, zumindest auf die Familiengruppe bezogen, von einer Gemeinschaft sprechen. Diese habe auch manchmal Probleme und Außenseiter, aber das sei normal.

Generell ist ihm bei dem Konzept der AWG sehr wichtig, dass man gefördert werde und man bei Problemen und Fragen nicht alleine sei. Den Rückhalt empfindet er für seine Lebensqualität als sehr wichtig. Zudem bezeichnet er sich selbst als faul und feige. Dies würde durch das Anstubsen der Therapeuten etwas relativiert werden, obwohl er selbst wenig Ideen hat und meist nur auf Vorschläge reagiert.

Die Gründe, welche für die AWG sprechen, seien die gleichen, welche gegen das Alleinwohnen sprechen. Er habe zwar schon daran gedacht, aber er hat Bedenken, vor allem wegen der Einsamkeit (Kinder haben eigenes Leben und eigene Familie) und dem Überfordertsein (Termine, Ämter, Ärzte, Technik); gesundheitlich sieht er diesbezüglich keine Probleme. Dieses Überfordertsein führe eventuell wieder zu einem Rückfall und das will er nicht.

In der AWG denke er nicht mehr an Alkohol. Er sagt, dass das Gehirn ihn daran „vorbeisteuere". Zudem denkt er immer daran: „Wie hat der Mensch gelebt, wie lebt er jetzt?". Besser als in der AWG könne es ihm nicht gehen. Er fühle sich geborgen und kann sich trotzdem in seinen vier Wänden frei entfalten (Möbel etc.), was ihm sehr wichtig sei. Einzig die Lebensgefährtin und einen besseren Umgang mit technischen Geräten würde er sich wünschen.

Bürger (U) /Bürgerin
Die Bürgerin ist eine alteingesessene Wachauerin zwischen 40 und 50 Jahren. Sie lebt im hinteren Teil von Wachau (An der Hohle).

Die AWG als Wohnobjekt im Ort ist ihr nicht präsent gewesen, jedoch sind ihr die Klienten, welche im hinteren Teil von Wachau oft spazieren gehen, aufgefallen, so dass sie sich erkundigte, wer das sei. – Augenfällig seien sie ihr sowohl durch die Häufigkeit als auch durch den mitunter anormalen Gang geworden.

Das Projekt und die Anwesenheit der Klienten habe sie ohne Wertung zur Kenntnis genommen. Darüber hinaus kann sie nicht viel sagen. Solange es keine Probleme gäbe, habe sie auch nichts gegen die AWG im Ort. Sie ist sich unsicher, ob ein Mehr an Integration für die Klienten und den Ort gut wäre. Zum einen möchte heute jeder in Ruhe gelassen werden und nichts mit Problemen zu tun haben. Zum anderen gibt es kein wirkliches Gemeindeleben mehr, so dass es wenig Anknüpfungspunkte gäbe.

Bürgerin und Bürger (U)
Das Interview mit den beiden Wachauer Bürgern hatte seinen Schwerpunkt in der Erzählung über den Ort, um mehr über die Struktur zu erfahren. Da dies bereits im vorhergehenden Kapitel erörtert und visualisiert wurde, werden an dieser Stelle lediglich die Wahrnehmung der AWG und Antworten bezüglich der Integrationsfrage wiedergegeben.

Die AWG ist beiden Bürgern bekannt. Sie haben sich informiert, als das Objekt entkernt und hergerichtet wurde. Beide empfinden das Projekt als positiv: zum einen, weil es gut für den Ort sei, wenn das Objekt genutzt werde und nicht leer stehe, zum anderen, weil das Konzept gut klingt und es schön sei, wenn dafür Geld da ist. Direkten Kontakt haben beide nicht, außer dass sich auf der Straße gegrüßt wird, wenn sich schon öfter begegnet wurde.

Als direkte Nachbarn können die Klienten nicht bezeichnet werden, was jedoch nicht an ihnen, sondern an der Struktur von Wachau liegt. Die AWG gehört wegen der lokalen und auch konzeptionellen Bindung mehr zur LAG, welche sich vom übrigen Ort abgrenze, indem zum Beispiel größere Feste nicht öffentlich gefeiert werden. Auch seien die Leute, die bei der LAG arbeiten, im ursprünglichen Dorf weniger bekannt.

Wenn eine stärkere Integration in den Ort erwünscht sei, sollten Berührungspunkte seitens der AWG geschaffen werden. Als Ideen werden ein Hoffest oder ein gemeinsamer Tag genannt.

Dadurch, dass das Dorf eher zu einem „Schlafdorf" mit wenig gemeinsamen Aktivitäten geworden sei, gäbe es kaum Punkte, an die angeknüpft werden könne. Außerdem stehe die Frage im Raum, ob die Klienten überhaupt an Festen, bei denen Alkohol getrunken wird, teilnehmen wollen und sollen.

Bekannte (F) / Kindergartenleiterin
Die Leiterin des Kindergartens „Kinderland" der Arbeiterwohlfahrt (AWO) arbeitet seit Beginn des Projekts mit der AWG zusammen. Die Leiterin ist

beim Einzug der AWG aktiv auf den Verein zugegangen. Es besteht ein enger Kontakt zwischen beiden Vereinen, der auch durch die lokale Nähe gefördert werde.

Das Verhältnis wurde beiderseits als ein „Geben und Nehmen" bezeichnet. Das heißt, es helfen Klienten vor Ort bei anfallenden Arbeiten, im Gegenzug werden die Klienten zu Festen eingeladen oder die Kinder kommen zu Weihnachten und anderen Gelegenheiten vorbei und bieten ein Programm.

Die Eltern der Kinder haben kein Problem mit der Anwesenheit der Klienten, da sie den Nutzen sehen. Jedoch haben sie, wie die Klienten auch, keine Ambitionen, persönlichen Kontakt zum Beispiel bei Festen des Kindergartens aufzunehmen. Die Kinder verhalten sich normal zu den Klienten, wobei ergänzt werden muss, dass dies vor allem ein Ergebnis der Aufklärungsarbeit seitens der Leiterin sei (Fragen nach Aussehen und Bewegung).

Generell werde die Anwesenheit der AWG als positiv für die Gemeinde eingeschätzt, da die Klienten unauffällig und hilfsbereit seien. Ein Nachteil für die Klienten selbst ist die zum Teil offensichtliche körperliche Beeinträchtigung, so dass eine Auffälligkeit immer gegeben sei.

Eine stärkere Integration der AWG in den Ort sieht die Leiterin als positiv für die Klienten, da dies zu mehr Anerkennung und Lebenssinn führen würde. Jedoch kann sie wenig Anknüpfungspunkte über die bereits bestehenden hinaus nennen (LAG und Kindergarten), da der Sport- und Fußballverein sowie der Männerchor ihrer Meinung nach nicht passend wären. Einen möglichen Integrationspunkt sieht sie in der Beteiligung an der 800 Jahrfeier, die 2010 in Wachau stattfindet.

Allgemein schätzt sie die Klienten als kontaktscheu ein, wobei sich dies bei regelmäßigem Kontakt zu relativieren scheine.

Bekannte (F) / Konsumverkäuferin
Die Konsumverkäuferin hat das erste Mal vor 13 Jahren etwas von dem Verein gehört und kennt die Niederlassung in Wachau von Anfang an. Sie hat direkten Kontakt zu den Klienten, die bei ihr einkaufen. Bei Einigen habe sich ein freundschaftliches Verhältnis entwickelt, indem sich auch über das Übliche hinaus unterhalten wird. Dabei wird vor allem der Kontakt zu einem ehemaligen Klienten betont, der durch Besuche und Telefonate immer noch gehalten werde. Generell ist sie von der Offenheit der Klienten überrascht und von der Stärke, diesen Weg zu gehen, beeindruckt.[76]

---

[76] Wobei hier anzuführen ist, dass nur von dem „Einen" gesprochen und intuitiv verallgemeinert wird.

Die Konsumverkäuferin kann nichts Negatives über die Ansiedelung der AWG in Wachau sagen und hat auch solches noch nicht von anderen Anwohnern gehört.[77] Sie sieht vor allem den Vorteil der Arbeit für den Ort.

Ihrer Meinung nach sei die AWG nicht in den Ort integriert, da die Klienten für sich leben und außerhalb der Arbeit keinen Kontakt suchen würden. Sie schätzt sich als einzige Person im Ort ein, zu der die Klienten Kontakt pflegen würden.

Bekannte (F) / Hausmeister von LAG (Landwirtschafts-Aktiengesellschaft / Vermieter)
Der Hausmeister der LAG kennt die Niederlassung von Anfang an. Damals wurde auf ihn bezüglich der Arbeitstherapie aktiv zugegangen. Er sieht die bei ihm arbeitenden Klienten als Hilfe und Erleichterung an und bezeichnet das Verhältnis als kollegial.

Er habe noch nichts Negatives über die AWG und deren Klienten im Ort gehört und begründet dies damit, dass sie einerseits unauffällig leben (gehen Hobbys im Objekt nach und nehmen Freizeiten des Vereins wahr) und andererseits der Ort selbst keine Anknüpfungspunkte biete. Die von ihm konstatierte fehlende Integration und Kontaktsuche begründet er nicht mit der Krankheit, sondern mit den Eigenschaften des Ortes Wachau. Er selbst, als „Wachauer", sei in keinem Verein und fahre wegen Kultur und Freunden aus dem Ort hinaus.

Bekannte (F) / Recyclinghof
Der Verein und die AWG sind seit 2001 bekannt, da der Recyclinghof das heutige Gelände der AWG entkernt hat. Die ersten Gedanken waren eher zweifelnd, da nicht überschaubar war, »was auf einen zukommt«. Das Verhältnis auf dem Hof sei kollegial. Die Klienten werden wie alle anderen Arbeiter auch akzeptiert und in die „Brigade" integriert.

In der Therapie selbst werde kein anhaltender Erfolg gesehen, da alle bekannten Klienten, welche die Einrichtung verlassen haben, rückfällig geworden seien. Eine Hauptursache wird in der mangelnden Perspektive durch fehlende Arbeit gesehen. Es müsste eine Art Anschlussbeschäftigung gewährleistet werden, um nicht in alte Verhaltensmuster zurückzufallen, so die Meinung.

Hinsichtlich des Themas der Integration in die Gemeinde kann nichts gesagt werden, da der Interviewpartner nicht aus Wachau, sondern aus Leipzig

---

[77] Was als gewichtig anzusehen ist, da alle angefragten Anwohner bei Nachfrage auf die „Konsumverkäuferin" verwiesen, da »die über Alles Bescheid wisse«.

kommt und nur zum Arbeiten vor Ort sei. Dementsprechend fallen ihm auch keine positiven und negativen Gründe einer Mehr-Integration ein.

Experten (E) / Vorsitzender des Ortschaftsrates (OR)
Der Ortschaftsrat hat die AWG bisher nur optisch (Schild vorm Haus, Klienten im Ortsbild) wahrgenommen. Weder der Ortschaftsrat OR noch die AWG sind bisher aufeinander zugegangen. Seitens des OR war vorher nur das Objekt in Güldengossa bekannt. Das Gelände der LAG eigne sich laut dem Vorsitzenden besonders gut für die Zwecke des Vereins, da es weitläufig sei, Beschäftigung biete, ruhig gelegen, aber trotzdem nicht abseits ist.

Auch aus der Arbeit des Ortschaftsrates sei nichts bezüglich der AWG bekannt. Das heißt, es gäbe keine Beschwerden oder Fragen seitens der Bevölkerung. Die Klienten sind unscheinbar, man sieht sie mal zum Globus laufen, im Konsum oder bei der Arbeit.

Die Integration betreffend fallen keine positiven oder negativen Gründe ein, da die Integration an sich wichtig sei, egal wo sie geschieht. Im Ort selbst fällt als möglicher Anknüpfungspunkt der Sportverein ein. Jedoch bestehe Unsicherheit darüber, ob die Klienten selbst überhaupt integriert werden wollen.

Abschließend wird angeboten bei der Integration in den Ort behilflich zu sein. Diese Initiative müsse allerdings vom Verein oder der AWG kommen, da man sich nicht sicher sei, ob dies gewollt werde.

Experten (E) / Betreuerin (vom Vormundschaftsgericht berufen)
Die interviewte Betreuerin ist einem Klienten in der AWG zugeteilt. Sie wird vom Amtsgericht bestellt und ist für die Rechtsgeschäfte, Vermögenssorge und Behördenvertretung zuständig.

Ihrer Meinung nach werde zumindest ihr Klient mit dieser Therapieform auf den Weg zu einem selbstständigen Leben gebracht. Der zu betreuende Klient habe sich in die Gruppe eingefügt und lerne wieder selbstständig zu handeln. Die Begleitperson schätzt die Wiedereingliederung in die Gesellschaft auf lange Sicht als positiv ein. Bei einer Entlassung sieht sie die größte Schwierigkeit in dem Umgang mit Behörden, Geld und den vorhandenen Schulden.

Außerhalb der AWG seien ihr keine Kontakte bekannt, die durch den Klienten aufgebaut wurden. Dafür schätzt sie die Kontakte innerhalb der Gruppe als gut ein, was sich unter anderem darin äußere, dass die Klienten zusammen einkaufen gingen.

Experten (E) / Gemeindepädagogin

Die Gemeindepädagogin kennt die AWG privat durch ein Mitglied ihrer Familie, welches selbst einmal Klient war. Beruflich hat sie das erste Mal von der Niederlassung in Wachau gehört, als in Störmthal, einer Ortschaft in der Nähe Wachaus, der Rasen der Kirchgemeinde gemäht werden sollte. Da hieß es: „Die Leute von der Punika-Oase machen das".[78]

Die Klienten der AWG betrachtet die Gemeindepädagogin als ganz normale Nachbarn. Im Ortsleben selbst kriege man jedoch weder die Klienten noch den Verein mit. Auch über den Alltag hinaus, bei dem Dorffest der Pension „Völkerschlacht" (auf dem Gelände der LAG und unmittelbarer Nachbar der AWG) oder dem Gemeindefest der Kirche seien Klienten wie Verein nicht präsent.

Die weiterführende Frage wäre jedoch, ob die Klienten selber überhaupt integriert werden wollen. Denn die Entscheidung müsse bei ihnen liegen. Die Gemeindepädagogin kenne einen Klienten vom Sehen, da er immer die Hecken auf dem Grundstück der AWG schneidet und somit optisch präsent sei sowie einen Klienten, der initiativ auf das Pfarrhaus zugegangen ist und regelmäßig Kontakt sucht. Auch weiß sie, dass einige von der AWG in der genannten Pension und auf dem Recyclinghof arbeiten.

Neben dem Aspekt, dass ihrer Meinung nach die Klienten von allein aktiv werden müssen, sei die Integration in Wachau an sich schwierig, da „jeder für sich allein wohnt". Selbst sie als Gemeindepädagogin kriege nicht mit, was unterhalb der Markkleeberger Straße oder in Richtung Auenhain passiert. Der alte Stadtkern, indem sich die LAG, AWG und das Pfarrhaus befinden, sei vom Geschehen, wenn es dieses überhaupt gäbe, abgeschnitten.

Experten (E) / Hauptkommissarin (Leiterin des Ermittlungsdienstes, Zuständigkeit Markkleeberg)

Vor der Anfrage des Interviews hatten die Hauptkommissarin und ihre Kollegen noch nichts von der AWG gehört; manchen war die Niederlassung in Güldengossa ein Begriff. Auch nach den Polizeiakten ist die AWG unauffällig.

Die Hauptkommissarin beurteilt die Wahl des Standortes als glücklich, da Wachau überschaubar sei, wenig Anreize biete, um in alte Muster zurückzu-

---

[78] Als „Punica-Oase" wird die Niederlassung des Vereins zur sozialen Rehabilitation von Abhängigkeitskranken (VRA) in der Ortschaft Güldengossa von den Anwohnern bezeichnet. Mittlerweile hat sich diese Metapher bis in die angrenzenden Ortschaften als gängig verbreitet. Auf Nachfrage hinsichtlich der Bedeutung, wird geantwortet, dass das Objekt und deren Bewohner von Außen einen unbeschwerten Eindruck erwecken, welcher an die Werbung des Getränks Punica erinnere.

fallen, aber auch stadtnah ist, so dass kein Gefühl der Isolation aufkommen könne.

Hinsichtlich der Fragen zur Integration kann nur auf Erfahrungen mit einer anderen AWG, dem Verein „Leben ohne Fesseln", der in Markkleeberg Stadt ansässig ist, zurückgegriffen werden.[79] Bei diesem Verein habe es sich gezeigt, dass es sinnvoll ist, wenn aktiv auf die Bevölkerung zugegangen wird, indem zum Beispiel einmal im Jahr ein „Tag der offenen Tür" stattfindet oder die Hintergründe des Vereins und der Niederlassung im Ort via kostenfreien Printmedien, wie dem Amtsblatt, erläutert werden. So könnten Vorurteile abgebaut und die Möglichkeit von Kontakten zwischen AWG und Nachbarn hergestellt werden, so dass der Angst durch aktive Aufklärung entgegengewirkt wird.

3.1.4 Ergebnisse

In der Zusammenfassung werden die einzelnen Positionen anhand der offerierten Dimensionen subsumiert und in den wichtigsten Punkten dargestellt.

(1) Die Integration der AWG im Ort, verstanden als das übergeordnete Ganze

Wie auch im Punkt zwei zu lesen ist, wird die AWG als wenig präsent beschrieben und wahrgenommen. Bezüglich der Integration gibt es jedoch verschiedene Meinungen und Ansichten.

Zum einen kann die AWG als integriert angesehen werden, was den oberen Teil des Ortes und die erarbeiteten Strukturen der Arbeitstherapie betrifft. Darüber hinaus ist jedoch wenig bis gar keine Integration festzustellen. Es wurden Ausnahmen genannt, diese sind jedoch stark in der Minderheit. Dass Anknüpfungspunkte nicht vorhanden sind, wird in den meisten Fällen mit der Eigenheit des Ortes Wachau und nicht mit dem Hintergrund der Klienten argumentiert.

Zum anderen stellt sich die Frage, ob die Klienten überhaupt integriert werden möchten. Wenn Mehr-Integration seitens der Klienten erwünscht ist, sollten Berührungspunkte geschaffen werden, zum Beispiel durch einen Tag der offenen Tür oder ein Hoffest. Auch wurde die Beteiligung an der 800-Jahr-Feier 2010 als möglicher Integrationspunkt genannt.

---

[79] Dieser Verein betreut ehemalige Inhaftierte und hilft diesen in ein eigenständiges und geregeltes Leben zurück zu kommen.

Die Erfahrungen der Hauptkommissarin zeigen zudem, dass das ebnen von Kontakten sowie das Aufklären über den Hintergrund einer solchen Niederlassung Vorurteile beseitigen kann. Jedoch sind im Falle dieser AWG keine Vorurteile oder negativen Äußerungen erhoben wurden. Dass es jedoch Unsicherheiten mit dem Umgang gibt, zeigen Fragen, wie die, ob denn die Klienten zu Festen kommen (dürfen) bei denen Alkohol getrunken wird.

Auch wurde das Argument angeführt, dass von der Stärkung des Selbstwertgefühls ausgeht, dass die Klienten mehr Anerkennung und Lebenssinn durch eine stärkere Integration in den Ort bekämen.

(2) Das Wahrnehmen der Klienten im Ort
Insgesamt werden die AWG sowie die einzelnen Klienten als unauffällig und im Ortsbild nicht präsent beschrieben.

Einigen Anwohnern sind einzelne Klienten durch das Sehen bekannt, da diese oft spazieren gehen und freundlich grüßen. Darüber hinaus werden die Klienten, bis auf zwei genannte Ausnahmen, als kontaktscheu und für sich allein lebend beschrieben. Genannte Orte des Kontaktes oder Sehens sind der Weg zum Globus, der Konsum, die Arbeit sowie das Spazierengehen im oberen Teil des Ortes.

Bezüglich der Niederlassung und des Vereins sind immer wieder Güldengossa und die damit assoziierte Punica-Oase als bekannt genannt worden. Über die Niederlassung in Wachau wurde nichts Negatives gesagt und gehört, was auch mit dem Bild der Klienten im Ort in Zusammenhang gebracht wird.

Die Ansiedlung wird als positiv eingeschätzt, zum einen, da die Klienten unauffällig und hilfsbereit seien, zum anderen, weil das Grundstück und das Objekt sinnvoll genutzt werden und so kein Leerstand den Ort prägt.

(3) Das Bestreben der Integration vor Ort seitens der Klienten (selbstreflektiv)
Diese Dimension ist schnell abzuhandeln. Alle drei interviewten Klienten gehen keinen konkreten Aktivitäten im Ort nach und haben auch kein Interesse daran. Einer der Klienten sei zwar mit einigen Nachbarn und Anwohnern bekannt, aber es gäbe nichts Verbindliches und auch nicht das Bestreben, dieses entstehen zu lassen.

Das Desinteresse am Ort äußert sich auch darin, dass alle drei Klienten außerhalb Wachaus selbstständig aktiv sind, entweder Reisen in andere Städte oder Ausflüge nach Leipzig und Umgebung unternehmen.

(4) Die Integration der Klienten in der AWG selbst, also die Eingliederung in die soziale Gruppe (selbstreflektiv)
Die vierte Dimension ist nicht pauschal zusammenzufassen, da alle drei Klienten diesbezüglich andere Meinungen vertreten, diese jedoch auch konsistent erscheinen.

Der erste Klient lebt lieber allein, was sich auch an seinen Hobbys und der Arbeit zeigt. Den angebotenen Aktivitäten der Therapeuten geht er selten nach und bleibt lieber auf seinem Zimmer. Auch äußerte er, dass am Anfang gewisse Probleme der Gruppeneingliederung bestanden. Trotz dessen fühlt er sich heute wohl, spricht jedoch nicht von einem Freundschafts- oder Gemeinschaftsverhältnis.

Der zweite Klient nimmt durch seine Arbeit in der AWG eine exponierte Stelle ein. Darüber hinaus scheint er nicht nur in der AWG, sondern auch im Ort präsent zu sein. Er schätzt die Beziehung zu den anderen Klienten wie auch zu den Therapeuten als gut und freundschaftlich ein und bezeichnet die AWG als eine Gemeinschaft. Vor seiner Krankheit ist er den Angeboten der AWG regelmäßig nachgegangen. Trotz alledem sieht er sich primär als Einzelgänger und zurückgezogenen Menschen.

Der dritte Klient arbeitet zwar außerhalb der AWG, geht aber den Angeboten nach und organisiert darüber hinaus noch eigene Aktivitäten für sich allein und, wenn Interesse besteht, auch für andere Klienten. Am Anfang hatte er wegen einiger Mitglieder Bedenken, ist jedoch sehr positiv überrascht worden. Er sieht seine Familiengruppe als Gemeinschaft an und schätzt vor allem die gegenseitige Förderung.

Die Inkonsistenz der Wahrnehmungen und Einschätzungen wird nicht als problematisch angesehen, da sich durch die Äußerungen und die Beschreibung der Aktivitäten und Interessen auch der jeweilige Charakter der Klienten äußert, der bei allen drei Befragten sehr unterschiedlich ist.

(5) Die Beurteilung der Punkte 3 und 4 seitens der Betreuer
Die Therapeuten beurteilen die Integration der AWG und der Klienten im Ort als gelungen. Das Konzept wurde angenommen und es gab keine größeren Beschwerden und Probleme seitens der Bevölkerung und der Arbeitgeber.

Das Bestreben der Klienten, im Ort integriert zu werden, schätzen die Therapeuten als gering ein. Dies wird vor allem anhand des Krankheitsbildes

(Ängste und Antriebsarmut) begründet. Die Kontakte, die bestehen, wurden meist von den Therapeuten vermittelt. Auch wird darüber hinaus kein Aufwand betrieben, diese zu verfestigen. Zudem wird nicht der Wunsch geäußert, an Aktivitäten des Ortes teilzunehmen (Feste, Vereine etc.).

Die Integration der Klienten in die AWG selbst wird unterschiedlich beurteilt. Von der Auffassung, dass keine der gebildeten „Familiengruppen" voll integriert ist, jedoch Zweckbeziehungen stattfinden, bis hin zu der Ansicht, dass in der AWG normale Gruppenbildungsprozesse ablaufen, sind beide Enden des Spektrums vorhanden.

Es gibt verschiedene Integrationsmöglichkeiten seitens des Konzeptes der AWG. Es sind vor allem die „Hilfe zur Selbsthilfe" sowie die Arbeitstherapie zu nennen. Diese Konzepte funktionieren. Darüber hinaus werden die konzeptionell gegebenen „Freiheiten" kaum genutzt, obwohl eine Identifikation mit dem Haus und dessen Zielen vorhanden zu sein scheint. Trotz der nicht genutzten Freiheiten wird sich seitens der Klienten eine Zwischenstufe von AWG und Alleinwohnen gewünscht. Dies beurteilen die Therapeuten als ausprobierenswert, auch wenn nur wenige Klienten der jetzigen Gruppe dafür psychisch und physisch in der Lage wären.

Darüber hinaus wird die verstärkte Integration in die eigenen Familien als positiv bemerkt, was bei Klienten in den anderen Stammhäusern nicht gegeben zu sein scheint. Die Gründe dafür können jedoch nur gemutmaßt werden.

Seitens der Betreuung von Außen kann ergänzt werden, dass anhand des einen zu betreuenden Falles die Selbstständigkeit und die Wiedereingliederung in die Gesellschaft auf lange Sicht hin als positiv eingeschätzt wird.

Das andere Extrem ist durch die Halbtagsbetreuung der Arbeitstherapie gegeben, wo konstatiert wird, dass eine Wiedereingliederung in die Gesellschaft unter den gegebenen Umständen nicht vollziehbar ist, da mangelnde Selbstständigkeit und Kooperationsbereitschaft festzustellen sind, was sich unter anderem in der Freizeitgestaltung und dem Verhalten während der Arbeit zeige.

Zusammenfassung

Die AWG und ihre Klienten gelten, gemessen an dem Konzept der AWG, als integriert. Zum einen ist die Arbeitstherapie strukturell in Wachau und angrenzender Umgebung angekommen und gelungen. Zum anderen scheint die Integration der Klienten in die AWG samt Familiengruppen und Aufgabenverteilung zu funktionieren und wird auch als Bereicherung angenommen und gesehen.

Über die konzeptionellen Punkte heraus wird das Bild diffiziler. Dies zeigt sich innerhalb der AWG unter anderem in der unterschiedlichen Beurteilung und dem Wahrnehmen der angebotenen Aktivitäten. Auch existieren verschiedene Verständnisse über die Gemeinschaft der Klienten und inwiefern diese als solche wahrgenommen wird, was aber mitunter eine Verständnisfrage den Terminus betreffend auf Seiten der Klienten und Betreuer sein kann. In dem Punkt der Freizeitgestaltung scheint die Einschätzung der Therapeuten zuzutreffen, dass die Klienten oft antriebsarm sind und Motivation brauchen. Auch sind die Einschätzungen der Therapeuten bzgl. der individuellen Integration der Klienten in Wachau mit denen der Klienten konsistent.

Dies betrifft auch die Einschätzung der in Wachau Ansässigen sowie den Bekannten der Außenwohngruppe (AWG). Die AWG sowie die Klienten sind zumindest in dem aufgezeigten Gebiet bekannt, jedoch im Ortsleben und -bild wenig präsent. Dies wird jedoch nicht negativ bewertet. Im Gegenteil, es wurden mitunter Vorschläge gemacht, wie die Klienten stärker integriert werden könnten. Auch wurde Hilfe angeboten. Eine Prämisse diesbezüglich ist jedoch, dass die Klienten selbst dies wollen. Das wurde von einigen Experten, aber auch von Wachauern und den Therapeuten geäußert. Da der Wille seitens der Klienten nicht vorhanden ist, scheint diesbezüglich kein Handlungsbedarf. Ein anderer Fall wäre es, wenn Anwohner ein dezidiert negatives Bild über die AWG und seine Bewohner hätten oder es direkte Probleme gäbe. Dann würde sicherlich der Vorschlag der Hauptkommissarin hilfreich sein, indem in der lokalen Presse über Hintergründe informiert und mit einem Tag der offenen Tür/Hoffest Berührungspunkte geschaffen und Vorurteile abgebaut würden. In dem Sinne wäre es eventuell ratsam, im Falle einer neuen Niederlassung vorher Recherchen über die strukturellen und mentalen Eigenheiten des Ortes einzuholen, um gegebenenfalls durch Aufklärungsarbeit Problemen vorzubeugen.

Anschlussfragen

Die Frage, welche sich aus vielen angesprochenen Aspekten ergibt ist, ob es beabsichtigt ist, dass die Klienten über die konzeptionell angelegten Punkte hinaus selbstständiger werden und ob dieses gefördert oder von den Klienten selbst angestoßen werden muss. Eine von den Therapeuten wie auch Klienten angesprochene Frage diesbezüglich ist die nach dem Ziel der AWG. Soll das Ziel ein Endpunkt für das Leben sein, indem man dort bleibt oder ein Ende der Betreuung, indem sich dazu entschieden wird, alleine zu wohnen? Kann es eine Stufe dazwischen geben? Soll das Ziel offen bleiben? Dies wäre eine mögliche Anschlussfrage.

Ein weiterer Punkt ist das von den Therapeuten angesprochene und den Klienten bestätigte Phänomen des stärkeren Kontaktes zu den Familien. Die Erforschung der Gründe dafür wäre ein weiterer interessanter Aspekt der Recherche.

3.2 AUßENWOHNGRUPPE UND CMA – BESONDERHEITEN DER RÜCKFALLPRÄVENTION

Die Untersuchungen der Autoren zu CMA im Freistaat Sachsen haben, bei aller gebotenen Vorsicht, gezeigt, dass sich die CMA-Populationen wellenförmig verändern und eine bemerkenswerte Zunahme des Schweregrades der Folgeschädigungen zu erwarten sein wird. Hier nochmals verdeutlicht:

„Tischvorlage
zur Sitzung der Fachausschüsse der Sächsischen Landesstelle gegen die Suchtgefahren e.V. am 3.12.2004, 10.00 Uhr im *Haus Güldengossa*
Bewertung der Ergebnisse der Studie zur CMA-Population im Freistaat Sachsen, Stand November 2004

- Zu den im Auftrag des Sächsischen Staatsministeriums für Soziales (ab 2002 vertreten durch die Sächsische Landesstelle gegen die Suchtgefahren) in den Jahren 2000, 2002 und 2004 von uns durchgeführten Untersuchungen zur Erfassung der CMA-Population im Freistaat Sachsen muss gesagt werden, dass aus den Untersuchungen nur mit größter Vorsicht endgültige Schlüsse gezogen werden können.

- Dieser, unser Hinweis ist auch insofern bedeutsam, als dass anhand der vorliegenden Daten über die Fachausschüsse der Sächsischen Landesstelle gegen die Suchtgefahren als quasi Fachorgan des Sächsischen Staatsministeriums für Soziales suchtpolitische Empfehlungen für zum Beispiel differenziertere Betreuungsangebote für CMA oder/und Kapazitätserweiterung gegeben werden sollten.

- Bedauerlicherweise haben an der Untersuchung 2004 die Kliniken Diakoniewerk Zschadraß gGmbH, 04680 Zschadraß und Sächsisches Krankenhaus für Psychiatrie, Psychotherapie und Neurologie Großschweidnitz, 02708 Großschweidnitz nicht teilgenommen. Eine kontinuierliche Teilnahme an den Erhebungen ist aber eine Voraussetzung dafür, dass aus den gewonnenen Daten zuverlässige Schlussfolgerungen gezogen werden können.

- Unsere Empfehlung an das Sächsische Staatsministerium für Soziales ist, die gängige Praxis der Dauerbeobachtung gesellschaftlicher Prozesse auch auf die hier interessierenden Prozesse der Suchtkrankenhilfe und ihrer einschlägigen Einrichtungen anzuwenden, um langfristig eine verlässliche Statistik aufzubauen, so, wie das bezüglich demographischer und wirtschaftlicher Prozesse geschieht. Künftig sollten bei weiteren Untersuchungen die zu befragenden Institutionen nach Möglichkeit erweitert werden, wie beispielsweise Allgemeinkrankenhäuser (Kliniken für Innere Medizin und Chirurgische Kliniken), welche bekannterweise 20 Prozent Abhängigkeitskranke unter vorzugsweise somatischen Gesichtspunkten behandeln [1], sowie Betreuungsbehörden, Obdachlosen-Einrichtungen und möglicherweise auch Arztpraxen, welche ca. 17 Prozent Abhängigkeitskranke zu ihren Patienten zählen [2].

- Trotz der getroffenen Einschränkungen zeigen die erhobenen Daten ein beachtenswertes Bild, das natürlich nur sehr vorsichtig interpretiert werden sollte.

- Der durchschnittliche Schweregrad der Folgeschädigungen in der erfassten CMA-Population, gemessen an dem von uns verwendeten 16-stufigen Index, ist im Vergleich zu den Jahren 2000 und 2002 kontinuierlich gestiegen. Das gilt auch für die erhobene Gesamtpopulation.

- Der Umfang der CMA-Population ist dagegen im Vergleich zum Jahre 2002 gleich geblieben, nachdem er von 2000 zu 2002 deutlich gestiegen war.

- Bemerkenswert an der Zunahme des Schweregrades der Folgeschädigungen ist das relativ zu den psychischen und somatischen Schädigungen schnelle Wachsen der sozialen Desintegration, was bekanntermaßen zügig zum CMA-Status führen kann.

- Kurzfristig könnte die Bettenzahl (z. Z. ca. 450 Plätze) der soziotherapeutischen Langzeiteinrichtungen als ausreichend betrachtet werden; wohl aber ist aktuell ein Defizit an Einrichtungen zu verzeichnen, welche Betreuung oder/und Behandlung schwerer psycho-somatischer Schädigungen, Pflegefälle oder die geschlossene Unterbringung nach § 1906 BGB anbieten.

- Die vorgenannten Empfehlungen werden auch gestützt durch das Ergebnis der in die Untersuchung neu aufgenommenen Frage nach

- Mittelfristig ist eine Erweiterung der Bettenkapazität für CMA empfehlenswert. Die Fachausschüsse der Sächsischen Landesstelle gegen die Suchtgefahren sollten hierzu dem Sächsischen Staatsministerium für Soziales und dem Landeswohlfahrtsverband Sachsen zuarbeiten und aus unserer Sicht beachten, dass, um Synergieeffekte zu erreichen und um die

- Qualitätssicherung fortzuführen, bestehende Einrichtungen erweitert werden sollten, was sich schlussendlich auch für den Kostenträger in angemessenen Pflegesätzen niederschlagen würde.

- Die jetzigen drei Beobachtungszeitpunke lassen über die Wachstumscharakteristik der CMA-Population nur spekulative Schlüsse zu: Die vorliegenden Daten vermitteln das Bild einer wellenförmigen Dynamik. Einer Periode quantitativen Wachstums schließt sich eine Periode qualitativer Verschlechterung an, wahrscheinlich auch einer erhöhten Mortalität, welche quantitativ die Zugänge ausgleicht, wodurch es zu einer vorübergehenden quantitativen Stabilisierung der Population kommt, vielleicht sogar einem kurzfristigen leichtem Sinken, an das sich wiederum ein quantitatives Wachstum (zusammengesetzt aus sinkender Mortalität, sinkendem durchschnittlichen Schweregrad an Schädigungen und hauptsächlich Zugängen) anschließt. **Demnach wäre damit zu rechnen, dass sich CMA-Populationen wellenförmig verändern.**

gez. Prof. Dr. Kurt Mühler   gez. Dr. Hans-Jürgen Leonhardt

---

(1) und (2): Prof. Dr. med. Karl F. Mann, Neue ärztliche Aufgaben bei Alkoholproblemen – Von der Behandlungskette zum Behandlungsnetz, Deutsches Ärzteblatt, Jg. 99, Heft 10, 8. März 2002"

Soweit uns bekannt, hat sich die Anzahl der CMA in Deutschland – ca. 400.000 – nicht auffällig erhöht, wohl aber signifikant der Schweregrad der Folgeerkrankungen. Bei den Aufzunehmenden in soziotherapeutische Langzeiteinrichtungen liegen häufig Pflegestufen vor und im Allgemeinen sind bereits Betreuungen eingerichtet; die Altersstrukturen sind unverändert.

Dieser Sachverhalt erfordert natürlich eine veränderte, angepasste Betreuungskonzeption.

Dies zum einem. Zum anderen ist festzustellen, dass sich die Zusammenarbeit mit den Kostenträgern (vorzugsweise der überörtliche Sozialhilfeträger), wenn auch von gegenseitigem Verständnis und Respekt getragen, zunehmend zeitraubender und aufgeregter gestaltet. Hier ein Beispiel:

„Tischvorlage

zur Sitzung des Fachausschusses „Stationäre Einrichtungen" der Sächsischen Landesstelle gegen die Suchtgefahren e.V. am 08. Juli 2008 in Großrückerswalde

Vor Aufnahme unserer Klienten verlangt der Kommunale Sozialverband Sachsen (KSV) lt. bestätigter „Checkliste für die Antragsformalitäten bei Heimaufnahme von chronisch mehrfachgeschädigten Abhängigkeitskranken (Wohnstätten für CMA) in Sachsen" der Sächsischen Landesstelle gegen die Suchtgefahren e.V. u.a. folgende Nachweise:

unter 3 c. der Checkliste

(Fach-)Ärztlicher Bericht mit amtsärztlicher Bestätigung (Formblatt A für Hilfe nach § 53 ff. SGB XII) beziehungsweise **Fachärztlicher Bericht eines Psychiatrischen Krankenhauses**, in dem die chronische Mehrfachschädigung dargelegt wird und die Notwendigkeit der *stationären Hilfe* begründet wird (vorhandene Schwerbehinderung und/oder Pflegebedürftigkeit?).

und unter 3 e. der Checkliste

Ablehnungsbescheid der Rentenversicherung auf medizinisch-berufliche Rehabilitation beziehungsweise die medizinisch-berufliche Rehabilitation steht nicht mehr in Aussicht oder verlief nicht (ausreichend) erfolgreich oder die Erwerbsminderungsrente (bisher EU-Rente) wurde bereits bewilligt.

Damit ist gesichert, dass der aufzunehmende Klient multiple psychiatrische Regelbehandlungen (Entgiftungen), mindestens eine oder im Allgemeinen mehrere erfolglose medizinische Rehabilitationen hatte oder/und eine ärztlich bestätigte Rehabilitationsunfähigkeit vorliegt, das heißt, der Klient würde ohne geschützte Unterbringung (stationäre Hilfe) weiter abstinenzunfähig bleiben, da er zu einem eigenständigen, alkoholabstinenten Leben nicht mehr in der Lage ist.

Sozialmedizinisch ist der aufzunehmende Klient aufgrund der Folgeerkrankungen seiner Alkoholerkrankung ohne ständige Anstöße von Außen zunächst nicht in der Lage, selbst einfachste ungelernte Arbeiten regelmäßig auszuüben. Sein Leistungsvermögen ist gravierend eingeschränkt. Zum

Aufnahmezeitpunkt ist seine Belastbarkeit außerordentlich gering. Vom zeitlichen Umfang beträgt sie maximal 120 Minuten täglich; in kurzen Abständen (nach jeweils 30 Minuten) ist eine mindestens zehnminütige Pause erforderlich. Eine Besserung seines Gesamtgesundheitszustandes steht nicht in Aussicht.

Bei Aufnahme in eine soziotherapeutische Wohnstätte wird umgehend, wenn noch nicht vorhanden, für den Klienten die Erwerbsminderungsrente beantragt. – Diese wird im Allgemeinen befristet gewährt oder wegen fehlender Anrechnungszeiten versagt.

Die Weitergewährung der Erwerbsminderungsrente gestaltet sich insofern problematisch, als dass der Klient unter den geschützten Bedingungen zwar abstinenzfähig ist, wohl aber trotz der Zunahme der körperlichen Schädigungen durch die Folgeerkrankungen der Alkoholerkrankung sich subjektiv „wohl fühlt", wiewohl sein Leistungsvermögen objektiv weiter gravierend eingeschränkt ist.

Nach Aktenlage wird von den Rentenversicherungträgern der Weitergewährung der Rente auf Zeit wegen voller Erwerbsminderung nicht immer entsprochen. Der Kostenträger wünscht, dass wir gegen diesen Bescheid in Widerspruch gehen, so dass von den Rentenversicherungträgern ein Gutachter bestellt wird, der den Klienten im Allgemeinen eine wochentäglich bis maximal sechsstündige einfache Tätigkeit bescheinigt.

Offenbar wird bei allen Gutachten der Spezifik der Alkoholerkrankung nicht Rechnung getragen.

Die Klienten sind nur unter geschützten Bedingungen (stationäre Hilfe), wenn überhaupt, abstinenzfähig.

Bei den Klienten liegen schwerwiegende psychische und Verhaltensstörungen durch psychotrope Substanzen (Alkohol) vor (sh. ICD 10: F10-F19), die bei den Klienten zu einer Fehlwahrnehmung nicht nur ihres Leistungsvermögens führen, sondern auch ihre weitere Lebensgestaltung betreffen; so werden eine mögliche Erwerbsfähigkeit, eine neue Partnerschaft etc. phantasiert, für die objektiv jeder Boden fehlt.

Von diesem Sachverhalt ausgehend, hat der KSV mit Schreiben vom 16.4.2008 mitgeteilt, dass bei Rentenablehnungen und Einstellung durch den Rentenversicherungsträger die Klienten mit unserer Hilfe gehalten sind, einen Antrag auf medizinische Rehabilitation (zum Erhalt/oder Wiederherstellung der Erwerbsfähigkeit) zu stellen. Der KSV beruft sich hier wegen des Nachranges der Sozialhilfe gemäß § 2 SGB XII sowie auf § 60 SGB I.

Herr Rechtsanwalt Hirschkorn, Fachanwalt für Medizinrecht, (Rechtsanwälte Müller & Hirschkorn, Simsonstraße 4, 04107 Leipzig) hat gegen diesen Bescheid des KSV vom 16.04.2008 für Klienten unserer Einrichtung Widerspruch mit folgender Begründung eingelegt:

„Dieser Verwaltungsakt verletzt die Rechte des Widerspruchsführers. Er ist aufzuheben.

Ein Antrag auf medizinische Rehabilitation beim zuständigen Rententräger kann vom Versicherungsnehmer weder gefordert werden, noch stellt das Unterlassen eines solchen Antrages die Verletzung einer Mitwirkungspflicht nach § 66 SGB I dar, was in der Folge zur Versagung der Sozialhilfe führen könnte.

§§ 60 bis 64 SGB I bestimmen abschließend, in welcher Art und Weise Leistungsberechtigte einer Mitwirkungspflicht zu genügen haben. Diesem Leistungskatalog ist die Verpflichtung, einen Antrag auf medizinische Rehabilitation zu stellen, nicht zu entnehmen.

Soweit § 64 SGB I feststellt, dass Leistungen zur Teilhabe am Arbeitsleben zu beantragen sind, handelt es sich dabei nicht um Maßnamen der medizinischen Rehabilitation.

Im Übrigen bestimmt § 65 SGB I Grenzen für die Mitwirkungspflicht, wie aus dem Verständnis des Gesetzgebers selbstverständlich auch solche Mitwirkungen nicht vom Leistungsempfänger verlangt werden dürfen, die objektiv sinnlos sind beziehungsweise erfolglos bleiben werden.

Die Maßnahmen der medizinischen Rehabilitation können vom Grundsatz her nur das Ziel haben, die Reflexion des Rehabilitanden zum eigenen Suchtgeschehen zu ermöglichen, damit eine Strategie für das zukünftig alkoholabstinente Leben erarbeitet und eingeübt werden kann.

Angesichts des chronisch mehrfach geschädigten, abhängigkeitskranken Widerspruchsführers ist eine solche Zielerreichung objektiv unmöglich.

Die Alkoholabhängigkeit hat zu einer sowohl physisch wie psychisch erheblichen Dauererkrankung des Widerspruchsführers geführt, die einhergeht mit einer inzwischen depravierten Persönlichkeit. Der Widerspruchsführer ist außer Stande, über die eigene Alkoholabhängigkeit nachzudenken und hierüber zu reflektieren.

Nur das aktuelle Leben in der betreuten Wohnform ermöglicht ihm noch ein menschenwürdiges und einigermaßen selbstbestimmtes Dasein.

Insofern ist die Überantwortung des Widerspruchsführers in eine medizinische Rehabilitation für diesen nicht nur objektiv sinnlos, sondern angesichts der persönlichen Lebensumstände und des objektiven Krankheitsbildes für ihn auch unzumutbar. Es stellt sich vielmehr sogar als Gefährdung für das physische und psychische Dasein des Widerspruchsführers dar (Herausnahme aus der stabilen Situation der Wohngruppe, Mißerfolg der Rehabilitation, Gefahr des Abrutschens, Verarbeiten des Mißerfolgs).

Das Unterlassen einer entsprechenden Antragstellung stellt in der Folge keine Verletzung der Mitwirkungspflicht gemäß § 66 SGB I dar. Die weitere Gewährung der Sozialhilfe durch mangelnde Antragstellung kann nicht ausgeschlossen werden wie auch ein Verlangen einer entsprechenden Antragstellung schon zu Unrecht an den Widerspruchsführer gerichtet ist."

Es ergibt sich:

dass somit der Bescheid vom KSV vom 16.04.2008 nicht nur juristisch unhaltbar ist, sondern aus fachlicher Sicht falsch und sittenwidrig, da die Indikation für Aufnahme in soziotherapeutischen Wohnstätten vor Aufnahme der Klienten geprüft wurde:

die Klienten, um aufgenommen zu werden, bei noch vorhandenem Wohnraum diesen auflösen mussten, quasi obdachlos sind und nach einer vollstationären medizinischen Rehabilitation mit fraglichem Ausgang in die Obdachlosigkeit entlassen werden müssten.

die Klienten Heimatrecht haben.

Im Zweifel könnte eine ambulante medizinische Rehabilitation mit deutlich ungewissem Ausgang möglicherweise in Erwägung gezogen werden, wozu sich der KSV positionieren müsste.

Grundsätzliches
Wenn die Diagnose CMA stimmt, ist der CMA, um abstinenzfähig zu bleiben, immer auf institutionelle Hilfe angewiesen; als Mittel der Wahl sehen wir hier nach gehabter stationärer sozialer Rehabilitation die Unterbringung in Außenwohngruppen, wenn nötig, für immer.

Gleich, ob von den Rentenversicherungsträgern die Rente wegen fehlender Anrechnungszeiten oder aus anderen Gründen verwehrt wird, ergibt sich für den KSV **kein Rechtsanspruch**, dem Hilfeempfänger CMA seinen Aufenthalt in einer soziotherapeutischen Wohnstätte zu verwehren."

Unverändert sollte gelten, dass grundsätzlich für jeden CMA, wenn er denn bereit und willens ist, in einer soziotherapeutischen Langzeiteinrichtung Hilfe zu suchen, auch jederzeit zeitnah aufgenommen werden kann. Nicht vergessen dürfen wir, dass für einen kleinen Teil der CMA eine soziale Rehabilitation durchaus erfolgreich sein kann. So hatte der VRA e.V. von 2005 bis 2009 bei 132 Entlassungen 35 Entlassungen in eigenen Wohn-

raum. Für einen anderen, den weit größeren Teil der CMA ist der Betroffene, um abstinenzfähig zu bleiben, immer auf institutionelle Hilfe angewiesen. – Als Mittel der Wahl sehen wir hier nach gehabter sozialer Rehabilitation die Betreuung in Außenwohngruppen, wenn nötig, für immer.

Dies ist, wie auch unter 1.3. beschrieben, die wohl aufwendigste, jedoch die
effektivste Rückfallprävention für CMA und schlussendlich auch die wirt-
schaftlichste.

Kapitel 4

Schlussbetrachtung

Die Ergebnisse der wenigen einschlägigen Untersuchungen zur therapeutischen Beeinflussung der Rückgewinnung kognitiv-emotionaler Fähigkeiten zur eigenständigen Lebensführung bei CMA und unsere hier vorgestellten eigenen Forschungsergebnisse berechtigen zu der Empfehlung, dass die Therapiekette für CMA sich weiterhin nach der bekannten und im allgemeinen schon praktizierten Regularien ausrichten sollte (Abb. 4.1).

Abbildung 4.1 Die Therapiekette für CMA

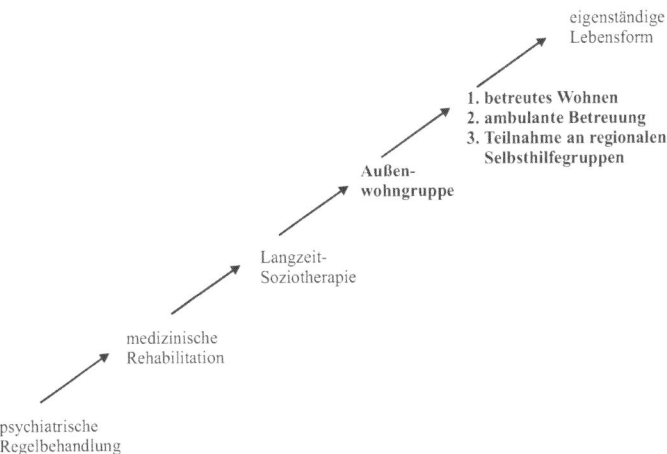

Dieser Standpunkt, demzufolge sich die Außenwohngruppe an die Soziotherapie anschließen sollte, resultiert aus zwei Perspektiven, die wir als zusammenhängend betrachtet haben: zum einen jene Perspektive, welche die Möglichkeiten und Grenzen des Therapieerfolgs im Hinblick auf die kognitiven Fähigkeiten fokussiert und zum anderen jene, welche die Fähigkeit zur eigenständigen Abstinenz prüft. Die Ergebnisse verweisen insgesamt auf sehr zurückhaltende Erwartungen an die erreichbaren Therapieergebnisse. Folgendes möchten wir abschließend noch einmal hervorheben:

- Das Trinkverhalten von CMA, darin unterscheiden sie sich von anderen Abhängigkeitstypen, ist chronisch. Aus diesem Grund ist dauerhafte Abstinenz gerade für CMA unabdingbar.

- Das hat Konsequenzen für die therapeutische Praxis, die Bestimmung der Therapieziele sowie die Dauer der Therapie. Zum einen geht es darum, motorische Fähigkeiten zurückgewinnen und zum anderen das disziplinierte Umgehen mit dem Trinkverlangen zu lernen.

- Dauerhafte Abstinenz bedarf der Erfüllung zweier Sachverhalte: Erstens auf soziale Anreize zur Abstinenz eingehen zu können und zweitens über kognitiv/emotionale Fähigkeiten zu verfügen, die es ermöglichen eigene Anreize zur Abstinenz zu erzeugen.

- Es zeigt sich insgesamt, dass entweder die sozialen Anreize aus den sozialen Beziehungen des therapierten CMA sehr hoch sein müssen oder die eigene Abstinenzmotivation des CMA muss sehr hoch sein, um Abstinenz zu sichern. Selbstverständlich besteht die denkbar beste Konstellation darin, wenn beides intensiv ausgeprägt ist.

- Unsere Untersuchungsergebnisse weisen darauf hin, dass es in hohem Maße nicht möglich ist, die kognitiv-emotionalen Ressourcen durch Therapie wiederzugewinnen, die für alltägliche eigenständige Lebensprozesse erforderlich sind, wie alltagstaugliche Attributionen oder flexible eigenständige Tagesstrukturierung. Ohne diese Fähigkeiten können keine eigenen Anreize zur Abstinenz aufgebaut, geschweige denn eine eigenständige Lebensführung erreicht werden.

- Alkohol ist heute aus Alltagsbeziehungen kaum wegzudenken. Persönliche Netzwerke im Alltag enthalten zahlreiche bewusste und spontane Anreize, Alkohol zu trinken. Es hat sich gezeigt, dass es für CMA nahezu unmöglich ist, diesen Anreizen zu widerstehen. Die sich daraus ergebende Forderung besteht konsequenterweise darin, dass CMA nach erfolgreicher Soziotherapie eines abstinenten persönlichen Netzwerks bedürfen. Dies für den Alltag zu fordern ist aber realitätsfern.

- Ein abstinentes Netzwerk bietet ausreichende soziale Anreize zur Abstinenz, weil in solchen sozialen Beziehungen entsprechende Werte und Normen entstehen, die dieses Verhalten gutheißen (belohnen). Zudem tritt möglicherweise eine Verstärkung ein, wenn alle Beteiligten ein ähnliches Interesse an Abstinenz beziehungsweise eine Abhängigkeitsbiografie aufweisen. Dieses hohe Maß an Übereinstimmung mit den forschungsgestützten Forderungen bieten im Regelfall nur Außenwohngruppen in Verbindung mit der Integration der Klienten in regionale Selbsthilfegruppen.

Abschließen möchten wir noch zu einigen Fragen, die im Zusammenhang mit unserem Vorschlag sehr wahrscheinlich auftreten, unseren Standpunkt vorstellen.

Ist eine solch lange Therapiekette überhaupt finanzierbar?
In unserer vorangegangenen Arbeit (Leonhardt/Mühler 2006) haben wir eine Schätzung vorgestellt, derzufolge in der Bundesrepublik derzeit ca. 400.000 CMA leben. Das erschreckt selbstverständlich jeden Kostenträger. Wir haben aber bereits mehrfach darauf hingewiesen, dass hier strikt zwischen dem Hell- und dem Dunkelfeld zu unterscheiden ist. Die genannte Zahl bezieht sich auf beides. Das Hellfeld aber ist wesentlich kleiner. Es besteht aus einer kleinen Gruppe von CMA, nämlich jenen, die hinreichend motiviert sind, um sich therapieren zu lassen und in hohem Maße sozial desintegriert, also „hilflos" geworden sind. Diese Grundsituation muss stets berücksichtigt werden, wenn man den Umfang der erforderlichen Hilfe abschätzen will.

Der empirische Nachweis der hohen Rückfälligkeit von CMA erfordert dringend ein Überdenken der Therapiestruktur. Das heißt, die ohnehin schon sehr hohen therapeutischen Aufwendungen lassen es nicht als ratsam erscheinen, entgegen diesen empirischen Befunden zu handeln. Es sollte stets dagegen abgewogen werden, dass eine Entlassung in die Eigenständigkeit nach der Soziotherapie sehr wahrscheinlich zum dauerhaften Rückfall und damit einer Entwertung der Therapie führt.

Können CMA nach der Therapie wieder „voll im Leben" sein?
So erstrebenswert eine Therapie ist an deren Ende die eigenständige Lebensführung steht, so inakzeptabel ist eine Überforderung der zu Therapierenden. Weder der Eintritt in den Arbeitsmarkt noch ein auf sich selbst gestelltes Leben nach der Soziotherapie sind realistische Zielstellungen für CMA. Ob ein vollständig eigenständiges Leben überhaupt wieder möglich ist, muss nach heutigen Erkenntnissen offen bleiben. In diesem Zusammenhang möchten wir einem weiteren Missverständnis entgegentreten. Wir haben in Leonhardt/Mühler 2006 einen Index vorgestellt an Hand dessen man beurteilen kann, ob ein Abhängigkeitskranker als CMA eingestuft werden sollte. Das ist selbstverständlich kein perfektes Instrument, sondern ein empirisch gestütztes Hilfsmittel im Sinne unserer Definition. Eine solche Vorgehensweise ist insofern sinnvoll, als sie einen kleinen Schritt in Richtung „Objektivierung" der CMA-Bestimmung geht. Das halten wir für einen Fortschritt im Hinblick auf den Standpunkt, die CMA-Bestimmung läge im Auge des behandelnden Arztes. Nun kann es passieren, dass mit einem nicht perfekten Instrument Fehler auftreten. Das heißt, ein als CMA eingestufter Klient kann sich im Laufe der Therapie als Nicht-CMA erweisen, zum Beispiel indem er sich sehr schnell körperlich und geistig erholt, kaum bleibende Schädigungen aufweist und tatsächlich wieder in den Arbeits-

markt eintreten kann. In einem solchen Fall muss nicht die Definition revidiert werden, sondern die Vorgehensweise der Einstufung eines Abhängigen.

Wie lange sollten CMA in einer Außenwohngruppe bleiben?
Es lässt sich vom heutigen Forschungsstand aus nicht sagen, wie lange CMA in Außenwohngruppen verbleiben sollten. Zudem ist noch nicht hinreichend erforscht, in welchem Maße beziehungsweise ob überhaupt, die in der Soziotherapie entstandenen Hospitalisierungseffekte abgebaut werden. Im Prinzip stehen wir hier vor einem Dilemma: Einerseits erfordern das chronische Trinkverhalten und die hohen physischen und psychischen Schädigungen eine Langzeittherapie, um überhaupt den Abbau zu stoppen und zum Beispiel motorische Fähigkeiten zurückzugewinnen. Anderseits wächst mit der Dauer der Therapie die Wahrscheinlichkeit des Eintretens von Hospitalisierungseffekten. Wird die Therapiedauer vermindert, ist der therapeutische Erfolg und dessen Nachhaltigkeit sehr gering. Erhöht man die Therapiedauer und damit den Therapieerfolg im Hinblick auf die physische und psychische Konstitution, dann werden jene Effekte gestärkt, welche die Wahrscheinlichkeit zur Selbständigkeit senken.

Aus dem bekannten Teufelskreis ausbrechen!

Wir empfehlen, die aufgezeigte CMA-Problematik als Rahmenthema eines Heidelberger Suchtkongresses anzubieten, um mit den gebündelten Erfahrungen der Suchtfachleute und in enger Zusammenarbeit mit der Deutschen Hauptstelle gegen die Suchtgefahren e.V., der Drogenbeauftragten der Bundesregierung Richtlinien auszuarbeiten, auf deren Grundlage künftig solche gesundheitspolitischen Entscheidungen getroffen werden können, die es ermöglichen, dass CMA in Deutschland auch weiterhin angemessen behandelt/betreut werden können.

Literaturverzeichnis

Antonovsky, A. u. A. Franke (Hrsg.) (1997): Salutogenese – zur Entmystifizierung der Gesundheit, Tübingen.

Aronson, E., T.D. Wilson u. R.M. Akert (2006): Sozialpsychologie, München, Boston, San Francisco et al.

Bandura, A. (1997): Self-efficacy – the exercise of control, New York.

Beck, U. (1986): Risikogesellschaft. Auf dem Weg in eine andere Moderne, Frankfurt am Main.

Becker, G. (1996): Eine ökonomische Analyse der Familie. In: Ders.: Familie, Gesellschaft und Politik – die ökonomische Perspektive, Tübingen, S. 101–116.

Bierhoff, H.W. (2006): Sozialpsychologie, Stuttgart u. Berlin.

Bourdieu, P. (1983): Ökonomisches Kapital, kulturelles Kapital, soziales Kapital. In: Soziale Ungleichheiten, Sonderband 2, Soziale Welt, hrsg. von R. Kreckel, Göttingen, S. 183–198.

Buchanan, G.M. u. M.E.P. Seligman (1997): Explanatory Style, New Jersey.

Bude, H. u. E.-D. Lantermann (2006): Soziale Exklusion und Exklusionsempfinden. In: Kölner Zeitschrift für Soziologie und Sozialpsychologie (KZfSS) 58, S. 233–252.

Bühler, K.-E., J. Stecher u. H. Bardeleben (2007): Skalen zur Erfassung von Zielgerichtetheit. In: A. Glöckner-Rist (Hrsg.): ZUMA-Informationssystem. Elektronisches Handbuch sozialwissenschaftlicher Erhebungsinstrumente. ZIS Version 11.0, Bonn.

Burgess, R.L. u. R.L. Akers (1966): A differential association-reinforcement theory of criminal behavior. In: social problems, 14, S. 128–147.

Charis, C. (1989): Klassifikation biographischer Merkmale (Items), Würzburg, Diss.

Choi, W.Y. (1991): Konstruktion eines biographischen Fragebogens (BIFA), Marburg.

Correll, W. (1978): Lernen und Verhalten, Frankfurt am Main.

Cooley, Ch. (1902): Human Nature and the Social Order, New York, S. 179–185.

Dawkins, R. (1996): Das egoistische Gen, Reinbeck bei Hamburg.

Ehrenteit, M. (2005): Soziale Bedingungen der Rückfallwahrscheinlichkeit bei abstinenten Alkoholikern, Leipzig. (unveröffentlichte Diplomarbeit)

Eifler, St. (1997): Einflußfaktoren von Alkoholkonsum – Sozialisation, Self-Control und differentielles Lernen, Wiesbaden.

Elias, N. (1984): Über die Zeit, Frankfurt am Main.

Elias, N. (1990): Über den Prozeß der Zivilisation, Frankfurt am Main, 2 Bände.

Emrich, H.M. u. U. Schneider (2006): Wie entsteht Sucht? In: Emrich/Schneider (Hrsg.): Facetten der Sucht. Von der Neurobiologie zur Anthropologie, Frankfurt am Main, Berlin, Bern et al., S. 9–18.

Esser, H. (1999): Soziologie. Spezielle Grundlagen. Band 1: Situationslogik und Handeln, Frankfurt am Main.

Feuerlein, W. (1996): Alkoholismus, München.

Fischer, L. u. G. Wiswede (2002): Grundlagen der Sozialpsychologie. München, Wien.

Flam, H. (2002): Soziologie der Emotionen. Weinheim u. Basel.

Försterling, F. (Hrsg.) (1994): Attributionstheorie – Grundlagen und Anwendungen, Göttingen.

Försterling, F. (2001): Attribution – an introduction to theories, research, and applications, Hove.

Franke, A. (1997): Zum Stand der konzeptionellen und empirischen Entwicklung des Salutogenesekonzepts. In: Antonovsky, A. u. A. Franke (Hrsg.): Salutogenese – zur Entmystifizierung der Gesundheit, Tübingen, S. 169–190.

Freud, S. (1985): Zeitgemäßes über Krieg und Tod. In: Sigmund Freud. Psychoanalyse. Ausgewählte Schriften zur Neurosenlehre, zur Persönlichkeitspsychologie, zur Kulturtheorie, Leipzig, S. 366–393.

Gardner, H. (2002): Intelligenzen: die Vielfalt des menschlichen Geistes, Stuttgart.

Gerhards, J. (1988): Soziologie der Emotionen, München.

Glöckner-Rist, A. (Hrsg.) (2007): ZUMA-Informationssystem. Elektronisches Handbuch sozialwissenschaftlicher Erhebungsinstrumente. ZIS Version 11.0, Bonn.

Groenemeyer, A. (1999): Alkohol, Alkoholkonsum und Alkoholprobleme. In: Albrecht, G., A. Groenemeyer u. F. W. Stallberg (Hrsg.): Handbuch Soziale Probleme, Opladen, S. 174–235.

Herrnstein, R. u. Ch. Murray (1994): The Bell Curve – Intelligence and Class Structure in American Life, New York.

Hofstätter, P. (1981): Psychologie, Frankfurt am Main.

Hohner, H.-U. (1985): Kontrollbewußtsein und berufliche Restriktivität – Entwicklung und empirische Erprobung eines integrativen Modells; Nr. 27. Aus: Materialien aus der Bildungsforschung, Berlin.

Homans, G. (1970): Theorie der sozialen Gruppe, Köln u. Opladen.

Homans, G. (1972): Elementarformen sozialen Verhaltens, Köln u. Opladen.

Jahoda, M., P.F. Lazarsfeld u. H. Zeisel (1975 [1933]): Die Arbeitslosen von Marienthal. Ein soziographischer Versuch über die Wirkung langandauernder Arbeitslosigkeit, Frankfurt am Main.

Jugendwerk ShellAG (2007): Zeitbewußtsein. In: A. Glöckner-Rist (Hrsg.): ZUMA-Informationssystem. Elektronisches Handbuch sozialwissenschaftlicher Erhebungsinstrumente. ZIS Version 11.0, Bonn.

Klingemann, H., D. Schibli u. M. Gerber (2005): Zeitverständnis und stationäre Suchtbehandlung. Hochschule für Sozialarbeit HSA, Bern.

Körkel, J. u. G. Lauer (1995): Rückfälle Alkoholabhängiger. In: J. Körkel, G. Lauer, R. Scheller: Sucht und Rückfall, Stuttgart.

Körkel, J. u. Chr. Schindler (2003): Rückfallprävention mit Alkoholabhängigen, Berlin.

Kornhuber, H.H. u. L. Deecke (1965): Hirnpotentialänderungen bei Willkürbewegungen und passiven Bewegungen des Menschen: Bereitschaftspotential und reafferente Potentiale. In: Pflügers Archiv für die Gesamte Physiologie 284, S. 1–17.

Kornhuber, H. H. u. L. Deecke (2007): Wille und Gehirn, Bielefeld.

Krampen, G. (1981): IPC-Fragebogen zu Kontrollüberzeugungen: ("Locus of control"). In: G. Krampen, Handanweisung, Göttingen, Toronto, Zürich. (Dt. Bearb. d. IPC-scales von H. Levenson)

Krampen, G. u. M. Fischer (1988): Messansätze für Kontrollorientierungen von Alkoholikern: Literaturübersicht, theoretische Bezüge und erste Befunde zu einem neuen Messmodell, Trier.

Krampen, G. (Hrsg.) (1989): Diagnostik von Attributionen und Kontrollüberzeugungen, Göttingen, Toronto, Zürich.

Krampen, G. (1991): Fragebogen zu Kompetenz- und Kontrollüberzeugungen: (FKK) – Handanweisung, Göttingen, Toronto, Zürich.

Krampen, G. (1992): Sozialisation von Kontrollüberzeugungen Trier.

Kriz, J. u. L. Deecke (2007): Sinnorientiertes Wollen und Handeln zwischen Hirnphysiologie und kultureller Gestaltungsleistung. In: Wiener Vorlesungen, Wien.

Kraft, U. (2006): Das Suchtgedächtnis schreit nach Belohnung. In: Gießener Allgemeine, 26.09.2006.

Kruse, G., J. Körkel u. U. Schmalz (2000): Alkoholabhängigkeit erkennen und behandeln, Bonn.

Kwon, S. (1992): Bereitschaft zur Teilnahme an kognitiven Interventionsprogrammen bei Berliner Seniorenwohnhausbewohnern: der Einfluss von Kontrollüberzeugungen und Beeinträchtigungsstatus, Abschlussbericht im Projekt Berlin-Forschung AZ 3/92.

LeDoux, J. (2001): Das Netz der Gefühle. Wie Emotionen entstehen, Frankfurt am Main.

Le Doux, J. (2006): Das Netz der Persönlichkeit. Wie unser Selbst entsteht, Frankfurt am Main.

Leonhardt, H.-J. u. K. Mühler (2003): Chronisch mehrfachgeschädigte Abhängigkeitskranke (CMA) aus der Sicht einer versorgenden Einrichtung. In: Wer kann (noch) rehabilitiert werden? Vorträge zur Tagung am 2. Oktober 2002 in der LVA Sachsen, Leipzig, S. 49–85.

Leonhardt, H.-J. u. K. Mühler (2006): Chronisch mehrfachgeschädigte Abhängigkeitskranke, Freiburg im Breisgau.

Levenson, H. (1973): Multidimensional locus of control in psychiatric patients; Journal of Consulting and Clinical Psychology 41, S. 397–404.

Levenson, H. (1981): Differentiating among internality, powerful others, and chance. In: H. Lefcourt (Hrsg.): Research with the Locus of Control Construct (Vol. 1), New York, S. 15–63.

Lindenmeyer, J., C. Veltrup u. H.J. Kirschenbauer (1999): Weiterbehandlung von rückfälligen Patienten während stationärer Suchtbehandlung: Indikation und Effektivität. In: Suchtbehandlung: Entscheidungen und Notwendigkeiten, Geeshacht, S. 207–216.

Lombroso, C. (1887): Der Verbrecher in anthropologischer, ärztlicher und juristischer Beziehung. In deutscher Bearbeitung von M. Fraenkel, Hamburg.

Lübbe, H. (1996): Schrumpft die Zeit? Zivilisationsdynamik und Zeitumgangsmoral: Verkürzter Aufenthalt in der Gegenwart. In: K. Weis (Hrsg.): Was ist Zeit? München, S. 53–79.

Lübbe, H. (2002): Im Zug der Zeit. Verkürzter Aufenthalt in der Gegenwart, Berlin.

Markowitsch, H. (2009): Tatort Gehirn. Auf der Suche nach dem Ursprung des Verbrechens, Frankfurt am Main.

Marlatt, G.A. (1985): Relapse prevention: Theoretical rationale and overview of the model. In: G.A. Marlatt u. J.R. Gordon (Hrsg.), Relapse prevention: Maintenance strategies in the treatment of addictive behaviours, New York, S. 3–70.

Mazur, J. (2006): Lernen und Gedächtnis, München.

Mielke, R. (Hrsg.) (1982): Interne, externe Kontrollüberzeugung: theoretische und empirische Arbeiten zum Locus-of-control-Konstrukt, Bern.

Milgram, St. (1990): Das Milgram-Experiment. Zur Gehorsamsbereitschaft gegenüber Autorität, Reinbeck bei Hamburg.

Mühler, K. (2008): Sozialisation, Paderborn.

Murken, S. (1994): Religiosität, Kontrollüberzeugung und seelische Gesundheit bei Anonymen Alkoholikern: eine empirische Studie, Frankfurt am Main.

Olson, M. (1968): Die Logik des kollektiven Handelns, Tübingen.

Opp, K.-D. (1972): Verhaltenstheoretische Soziologie, Reinbeck bei Hamburg.

Parsons, T. (1999): Das Über-Ich und die Theorie der sozialen Systeme. In: Ders., Sozialstruktur und Persönlichkeit, Frankfurt am Main, S. 25–45.

Pritzel, M., M. Brand u. H. J. Markowitsch (2003): Gehirn und Verhalten. Ein Grundkurs der physiologischen Psychologie, Heidelberg, Berlin.

Rammstedt, O. (1975): Alltagsbewußtsein von Zeit. In Kölner Zeitschrift für Soziologie und Sozialpsychologie (KZfSS) 27, S. 47–63.

Röhrle, B. (1994): Soziale Netzwerke und soziale Unterstützung, Weinheim.

Rössel, J. (2003): Die Erlebnisgesellschaft zwischen Sozialstrukturanalyse und Zeitdiagnose. In: Österreichische Zeitschrift für Soziologie 28, S. 82–101.

Rotter, J. B. (1954): Social learning and clinical psychology, New York.

Rotter, J.B. (1966): Generalized expectancies of internal versus external control of reinforcements. In: Psychological Monographs 80.

Rüegg, J. C. (2006): Gehirn, Psyche und Körper. Neurobiologie von Psychosomatik und Psychotherapie, Stuttgart, New York.

Scheve, Chr. v. (2009): Emotionen und soziale Strukturen. Die affektiven Grundlagen sozialer Ordnung, Frankfurt am Main, New York.

Schulz, N. (2006): Abstinenzmotivation – Eine Analyse von sozialen Bedingungen zur Aufrechterhaltung der Abstinenz nach erfolgreicher stationärer Alkoholentwöhnungsbehandlung, Leipzig. (unveröffentlichte Diplomarbeit)

Schumacher, J., G. Wilz, T. Gunzelmann u. E. Brähler (2000): Die Sense of Coherence Scale von Antonovsky – Teststatistische Überprüfung in einer repräsentativen Bevölkerungsstichprobe und Konstruktion einer Kurzskala. In: Psychotherapie, Psychosomatik, Medizinische Psychologie 50, S. 472–482.

Schütz, A. u. Th. Luckmann (1991): Strukturen der Lebenswelt. Band 1. Frankfurt am Main.

Skinner, B. F. (2001): Walden Two, München.

Sorokin, P. u. R. Merton (1937): Social Time: A Methodological and Funcional Analysis. In: American Journal of Sociology 42, S. 615–629.

Spitzer, M. (2002): Lernen. Gehirnforschung und die Schule des Lebens, Heidelberg, Berlin.

Steingass, H.-P. (1994a): Kognitive Funktionen Alkoholabhängiger. Intelligenz, Lernen und Gedächtnis als Determinanten des Therapieverlaufs chronisch alkoholkranker Langzeitpatienten, Geeshacht.

Steingass, H.-P. et al. (1994b): Memory Training in Alcoholics. In: Neuropsychological rehabilitation 4, S. 49–62.

Steingass, H.-P. (2004): Diagnose und Behandlung kognitiver Beeinträchtigung bei chronisch mehrfachbeeinträchtigten Alkoholabhängigen. In: Abhängigkeiten, S. 113–124.

Thomas, W. I., and D. S. Thomas (1928): The Child in America: Behavior Problems and Programs, New York.

Tönnies, F. (2005): Gemeinschaft und Gesellschaft. Grundbegriffe der reinen Soziologie, Darmstadt.

Thole-Bachg, M. (1994): Kontrollüberzeugungen und Selbstkonzept in der Alkoholismustherapie, Münster, Hamburg.

Vaitl, D., A. Schienle u. Rudolf Stark (2004): Emotion, Kognition und Gedächtnis. In: G. Schiepeck, Neurobiologie der Psychotherapie, Stuttgart, S. 158–185.

Veltrup, C. (1995): Eine empirische Analyse des Rückfallgeschehens bei entzugsbehandelten Alkoholabhängigen. In: J. Körkel, G. Lauer u. R. Scheller: Sucht und Rückfall. Stuttgart.

Watson, J. B. (1997): Behaviorismus, Frankfurt am Main.

Weber, M. (1980): Wirtschaft und Gesellschaft. Grundriß der verstehenden Soziologie, Tübingen.

Weiner, B. (1980): Human Motivation, New York.

Wilson, E. O. (1989): Biologie als Schicksal, Frankfurt am Main.

Wolffgramm, J.; G. Galli., et al. (2000): Animal models of addiction: models for therapeutic strategies? In: Journal of Neural Transmission 107, S. 649–668.

Wolffgramm, J. (2004): Lernen zu vergessen. Suchtforschung auf neuen Wegen, Bonn, S. 46–49.

Zimbardo, Ph. G. u. R.J. Gerrig (2004): Psychologie, München, Boston, San Francisco et al.

Die Autoren

Sarah Jahn, M.A., studierte Religionswissenschaft, Soziologie und Philosophie an der Universität Leipzig und schloss ihr Studium als Magistra Artium ab. Ihre Forschungsinteressen liegen in der religionswissenschaftlichen und soziologischen Theoriebildung und Methodik, besonders den Religiositäts- und Kriminalitätstheorien. Thematisch beschäftigt sie sich derzeit mit der Beziehung von Religion und Recht sowie Theorien der Kriminalprävention. Sie promoviert zum Thema Religion und Strafvollzug in der Bundesrepublik Deutschland unter besonderer Berücksichtigung des Status quo und der Wahrnehmung von Religiosität als kriminalpräventiven Faktor.

Hans-Jürgen Leonhardt, Dipl. rer. cult., Dr. phil., Studium der Wirtschaftswissenschaften, Medizin und Kulturwissenschaften; Einführung der Bibliotherapie als Hilfsinstrument der Psychotherapie, Aufbau und langjährige Leitung einer Einrichtung für Chronisch Mehrfachgeschädigte Abhängigkeitskranke in Leipzig, Vorstand des Vereins zur sozialen Rehabilitation von Abhängigkeitskranken e.V. (VRA e.V.) in Leipzig.

Kurt Mühler ist Professor für Soziologie am Institut für Soziologie der Universität Leipzig. Er lehrt auf den Gebieten Sozialisation und Interaktion, Kriminalsoziologie und Methoden der empirischen Sozialforschung; Forschungsgegenstände sind die soziale Charakteristik von Chronisch Mehrfachgeschädigten Abhängigkeitskranken, Ursachen und Wirkungen nationaler und regionaler Identifikation sowie Ursachen abweichenden Verhaltens und punitiver Einstellungen; Vorstand des Vereins zur sozialen Rehabilitation von Abhängigkeitskranken e.V. (VRA e.V.) in Leipzig.

Christian Schmidtke, Dipl. Soz., studierte von 1999–2004 Soziologie und Psychologie an der Universität Leipzig; seit 2007 Dissertation zu therapieexternen Ursachen von Therapieabbrüchen im Maßregelvollzug nach §64 StGB (gefördert durch den Freistaat Sachsen und die Studienstiftung des Deutschen Volkes), Interessengebiete: Soziologie abweichenden Verhaltens und sozialer Probleme, Sozialpsychologie und Methoden empirischer Sozialforschung.